脳細胞は甦《よみがえ》る

—ボケ、老化を防ぐ「脳の健康法」—

三石　巌

祥伝社黄金文庫

本書は一九九五年十一月、クレスト社より『脳細胞は甦《よみがえ》る』として刊行された作品を、三石理論研究所所長半田《はんだ》節子《さだこ》氏の協力のもと、加筆修正して文庫化したものです。

まえがき

私がこの本で述べようとしていることは栄養による脳の健康管理、すなわち、じょうぶで長持ちし、よく働く脳を作るための具体的な方法である。

「栄養で頭がよくなる」と言うと、そんなバカなと思う人がいるかもしれない。

だが、失礼ながらその人は、古い栄養学しか知らない人ということになる。従来の栄養学はたんなる経験的事実の羅列《られつ》であって、科学ではない。だから「脳の栄養学」など、そもそも考えようもないのだ。

私の分子栄養学は、その名が示すとおり、分子生物学に基づいた論理的な栄養学である。

この分子栄養学の力で私は九〇歳を越えてなお、原稿の執筆に追われ、講演のために全国を飛びまわる生活を送っている。

もちろん趣味もおろそかにはせず、夏は水泳、冬はスキーを楽しむ。私はけっして人並みはずれてじょうぶな質《たち》ではない。ただ病院のクスリではなく、どこでも手に入る食品によって健康が維持できることを知っているだけなのだ。

実際、私は白内障《はくないしょう》も胃潰瘍《いかいよう》も、医者にかからずに克服《こくふく》してしまった。また、糖尿病からくる合併症も免《まぬが》れている。

一九五八年に成立した分子生物学は、人間の体が物質分子の集合体であり、物理法則に従った存在であることをあきらかにした。その分子ひとつひとつの材料となるものが、日々の食事で摂取される栄養素なのである。このしくみは、もちろん脳も例外ではない。

栄養学というと体の健康をイメージしがちだけれど、栄養のバランスが崩れるとうまく機能しなくなるのは脳も同じである。いや、むしろ脳はほかよりも大量のエネルギーを消費する器官であるだけに、その影響はどこよりも大きいと考えねばならないだろう。

頭のよし悪《あ》しには、ビタミン不足が少なからず関係しているのである。これは、栄養の摂《と》り方によって頭をよくすることができるということを意味している。

ご存じのとおり、脳細胞は一度死んだら二度と再生されない。

だが、栄養不足のために働きが鈍くなっている細胞は、分子栄養学が教える栄養素を摂ることによって、その機能を高めることができる。つまり脳細胞は栄養で甦り、活性化するのである。

記憶も、学習も、創造も、脳が活性化するからこそ生まれるものだ。年齢に関係なく、すべての人に脳の機能向上の可能性はあるはずだと、私は信じている。

平成七年十月

三石《みついし》　巌《いわお》

目次

第二章　脳の活力は〝母親〟しだい

――極限まで脳の出力を高める方法

第四章　脳細胞こそ、もっとも長寿な存在
――正しいトレーニングで、誰でもどんどん利口になる

図版/日本アートグラファー
写真/三石理論研究所

第一章

脳力を高める栄養学

――高ビタミン・高タンパク・スカベンジャーの威力とは

(1) 頭のよし悪《あ》しも栄養しだい

ポーリング博士が証明した〝頭のよくなる法〟

ビタミンCを摂ったら頭がよくなるよ、と私が言ったら、読者の反応はどういうことになるだろうか。

理系の教養のある人ならば、私の言葉を信じるはずだ。科学はいいかげんなことを言わないものと決まっているからだ。そこで、科学者のはしくれを以《もっ》て任じている私は、ちょっといい気分になる。

文系の教養のある人ならば、その話の出どころはどこかと私に尋ねるだろう。それが、哲学や自然科学の認識論の定石《じょうせき》だからである。私はそこで、「これが実験の結果であって、ライナス・ポーリングの『さらば風邪薬!』(一九七一年刊)という本にちゃんと書いてあった」と答えることになる。彼は一九九四年に亡くなったが、歴史に残る科学者二〇人の中に入ると言われる二十世紀の巨人だ。ノーベル化学賞と平和賞のふたつを受賞している。科学者の面目にかけて怪しげなことを言うはずがない。

文系の教養のある人ならば、さらに、それはすべての人に該当《がいとう》するか、と私に尋ねるだろう。それも認識論の定石だからだ。

じつはポーリングの本にはそのことも書いてある。実験は、アメリカのある小学校で、ビタミンCをとくに摂っていない成績の悪い子を対象にして行なわれたのだ。ビタミンC不足のために成績の上がらない子がいる、という話である。

三〇〇倍のビタミン投与で、IQが65も上昇

一九八三年八月、私はアメリカのアリゾナにハーレル・キャップ女史を訪ねた。ライナス・ポーリング研究所を訪ねた足を延ばしたのである。彼女はセントドミニオン大学の精神科の教授で、ビタミン大量投与による知的障害児の治療を専門にやっている。彼女はこの方面の業績で国際的に知られ、日本に来て講演をしたこともある。

子どもの発達障害を検出する知能テストの結果をIQの段階表に当てはめて、70以下では発達の遅れがあると見なされる。

キャップ女史は、IQ70の境界以下にある子どもを対象に、ビタミンの大量投与を試み

て、そのうちの30％でＩＱを90程度まで引き上げたと語った。ＩＱ90以上は普通児ということになる。

私に言わせれば、知的障害のある人とない人との間に判然《はんぜん》たる区別があるわけではなく、両者は連続している。これが分子栄養学の考え方なのだ。

アリゾナのホテルで彼女の話を聞いたわけだが、ここに、その一例を示しておく。彼女は言葉が不自由な男の子を診察して、ＩＱを25～30と判定した。そこで大量のビタミンを与えてみたが、数週間経《た》っても改善のきざしが見えない。思いきって標準量の三〇〇倍まで投与量を上げてみた。ビタミンCは一五〇〇ミリグラム（一ミリグラムは一〇〇〇分の一グラム）、ビタミンB_1は三〇〇ミリグラムという具合だ。

そうしたら、数日後にその子は口をきき始め、一カ月も経たないうちに読み書きができるようになり、九歳のときには小学校に入学した。ＩＱは90になり算数における進歩が目立ったという話である。

なんとビタミンで、頭がよくなったのだ！

頭をよくする栄養は、体も健康にする

一九六〇年代に、化学調味料「味《あじ》の素《もと》」で頭がよくなるという説が話題になったことがある。「味の素」の主成分であるグルタミン酸という物質が、脳内に多く存在するという情報が発表されたのがその理由である。子どもの学校での成績をよくするための妙薬がたやすく手に入るとあって、これに飛びつく母親が全国に多く出現した。

しかしこの報告があって一年もしないうちに、「味の素」のブームは消えた。脳で働くグルタミン酸は、体内で作られたものだけが有効であって、外部からのものは脳まで届かないことが突き止められたからである。

一九九〇年代から、マグロの目玉に多く含まれている「DHA（ドコサヘキサエン酸）」という脂肪酸が、やはり脳に特有な物質であるということで注目されている。

だが、ではこのDHAが脳の中で実際のところどんな働きをしているのかということは、まだはっきりとは解明されていない。それどころか、頭をよくするはずのこのDHAは、じつは「活性酸素」（53ページ参照）という、われわれの体にとってたいへんに危険な物質の発生源にもなるのである。

生物の体は、ある特定の物質の集合体である。その物質の分子の大部分は遺伝子DNA

によって作られるが、一部分はそのままの形で外部から摂り入れられる。これは脳も体も同じであって、脳細胞にだけ働く特別な物質などは存在しないのである。このことをわきまえずに栄養を語るのは、頭の構造が粗雑にできていると言わざるをえない。

脳を神秘のベールに包まれた特別なものと考えることは、脳の機能を高めるチャンスを自ら放棄するのと同じことだ。体のさまざまな器官の一部として脳を捉《とら》えれば、その必要としている栄養が、ほかの部分と変わらないことに、誰もがただちに気づくことだろう。

頭をよくすることを考えるのであれば、まず自分の体を健康にすることを考えねばならない。逆に言えば、栄養不良は体だけでなく脳にも大きなダメージを与えるということだ。

さきにビタミンとIQの関係について述べた。なぜビタミンが脳の機能を高めるかについては、これから順を追って説明していくが、このビタミンの摂取量が不足している子は、脳の機能以前に身長も低く、カゼをひきやすく、アレルギー症状を起こしやすいということになる。

マインドコントロールという言葉が、オウム真理教によってにわかに普及した。新聞、テレビがこぞって報じたから、そのやり方についてご存じの方も多いだろう。相手の精神をコントロールしようとする場合、まずその食事を極端に制限する。かくのごとく、体を栄養不足の状態にすれば脳も〝正常な判断力〟を失うのである。

　脳も、体のほかの部分と事情は違わないのである。

大切なのはタンパク質、ビタミン、ミネラル

　こういう事実を踏まえれば、従来の栄養学は根底から書き換えられなくては、本物の学問にならないということが明確になる。これまでの栄養学は経験的事実の羅列であって、形式からしても科学の体裁《ていさい》をなしていないのである。

　これから、本書で脳と栄養を考えていくわけだが、その前提となる私の栄養学について少し紹介しておきたい。

　それは一言で言うと、枠組みとしては「分子生物学」と「量子生物学」との考え方によって構成された、「科学としての栄養学」である。

　栄養学にとってだけではなく、二十世紀後半の科学界全体にとっての最大のイベントとなったのは、言うまでもなく分子生物学の成立であった。

　イギリスの物理学者クリックと、アメリカの生物学者ワトソンのふたりの若者によって

DNAの構造があきらかにされ、これによって、それまでは生命を支配する特別な法則があるとされてきたものが、じつは物理学や化学の法則でいっさいの説明ができることになったのである。

一九五八年にはクリックによって「分子生物学」の成立が宣言され、これによって生命の科学が成立し、バイオテクノロジーなどの新しい技術も誕生していくこととなった。こうした動きの中で遺伝学は分子遺伝学となり、薬理学は分子薬理学となったわけで、多くの古い科学は、新しい真の科学へと次々と変身に成功していったのである。

人間の体を、DNAの設計図によって作られる物質分子の集合体であると捉える分子生物学によって、私の分子栄養学も成立した。さきに、脳細胞も体の細胞も基本的には同じであると述べたのには、こういった背景があるわけである。

この分子栄養学という言葉は、元信州大学教授の大木幸介《おおきこうすけ》氏がはじめて使ったものだ。彼は量子化学、薬理学研究を脳生理学の分子的研究に持ち込んだことで知られている。だが、分子栄養学というものに中身を与えたのは、じつはこの私だと思っている。

分子生物学は、生体の活動が一から十までDNAの指令によることをあきらかにしたと述べた。つまりDNAは生体の設計図であるのだから、分子栄養学の一ページは、その暗号の解読から始めなければならない。

そういう視点で栄養を考えた場合、私たちにとってとくに重要なものとしてタンパク質、ビタミン、ミネラルが挙《あ》げられる。このそれぞれについてはあとで詳しく述べるが、もちろん、これら三つの栄養は脳にも手足にも共通するものであることは忘れてはならない。

分子栄養学に基づいた知恵が、長寿を約束する

私が分子生物学に出会ったのは一九六〇年代のはじめである。クリックによる分子生物学成立の宣言は一九五八年のことだから、私がこれに着目したのはむしろ早いほうだっただろう。

私は一九〇一年の生まれで、旧制第一高等学校を大正十一年に卒業しているが、その同期生が集まって、大正十一年にちなんで毎月十一日に例会を開いていた。そのメンバーには当時の日銀総裁だの、新幹線技師長だの、日立の社長だの、学士院院長だの、侍従長だのといった、そうそうたる連中が揃《そろ》っていた。

ところが、その例会が、一九九三年三月で中止ということになってしまった。三二〇名

いた同期生のうち、出席者はたったの六名。それも、ふたりの幹事が病気ということで代行が取り仕切っているといった状態であったから、中止になるのも無理はない。

みな九〇歳を越えているのだから、老化による影響を受けることはやむをえまい。しかし、栄養の摂り方によって、そのスピードを遅らせることは可能であると私は確信している。

同期会のメンバーは、みな恵まれた食生活を送れる立場にいたはずだ。だが、ただ贅沢《ぜいたく》なものを食べればよい、というわけではない。食事は分子生物学に基づいた栄養を摂るためのものでなければ意味のないことを、彼らはかならずも証明してくれたことになった。

私はもともと、東大の物理学科を卒業した、ただの物理学者であった。だから、体のこと、ましてや栄養のことなど何も知ってはいなかった。物理の講義にそんな知識はいらないのだ。

私は日大、慶大、武蔵大、津田塾大、清泉女子大などで四五年間物理を教えてきたわけだが、その間もずっと雑誌に原稿を書き続けていた。当時は、科学の記事を書く人などあまりいなかったから、おおげさに言うと編集者が争うように私のところにやって来た。こうなると、専門は物理だなどと言ってはいられない。結局、私は科学全般について原稿を書くハメになった。

もうひとつ、私が世間の物理学者と違っていた点は、大学の教え子たちとの勉強会を持っていたことだろう。その会では科学はもちろん哲学から文明論、そして栄養学といったありとあらゆる本を読み、討論をした。この会で私は分子生物学の本と出会ったのである。

大学を定年で辞めてから、私の生活は原稿の執筆が中心になっている。朝、栄養たっぷりの朝食を摂ると、私は書斎に籠《こ》もって原稿を書く。ひと息ついたら新聞を読む。オルガンやバイオリンを弾くこともある。

私は物理学者であって医者ではない。それが、なぜこんな本を書いているかというと、医師も栄養士もこういうことを言わないからだ。だから本を書くだけではなく講演をして回ることにもなる。開催地は東京、旭川、札幌、長野、大阪、熊本、鹿児島、那覇などで、私は毎年、春と秋の二回ずつ、全国を飛び回っている。

講演以外でも石垣島へ泳ぎに行ったり、年末は軽井沢、年が明けてからは菅平《すがだいら》にスキーに行く。一緒に行くのは勉強会のメンバーたちだ。私が大学にいたころの教え子が中心だから、彼らも多くは六〇歳を越えている。

一九九四年三月のスキー合宿のとき、帰京の前々日に真っ赤な血尿が出た。初体験である。よく流したつもりだったが便器が汚れていたとみえて、メンバーたちに露見《ろけん》した。

翌日も翌々日も神妙《しんみょう》にしていて、帰宅そうそう友人にビタミンKの入手を依頼した。血尿は、血液の凝固性が低下したことが原因だと私は判断した。ビタミンKには凝固性を上げる作用がある。翌日錠剤を受け取り、その二錠を服用した。その後、トイレで見る尿の色は薄くなっていた。結局、赤ションはビタミンK二錠で片づいてしまったことになる。

ほかの本にも記したことだが、私はほとんど医者にかかっていない。人間ドックも老人検診も、のぞいたことがない。私はただ長く生きるというだけではなく、この社会の中で頭脳と肉体ともに、高い健康レベルを維持することを目指しているからだ。

私の分子栄養学は、人間が健康で長生きするためにはどうしたらいいかということに対する、最先端の科学に基づいた「健康自主管理」の取組み方であると言えるだろう。

知能をはかる物差しはあるか

では健康レベルの高い脳、つまり、いわゆるよい頭とはどのようなものか、ということが問題になってくる。とくに人間は、ほかの動物と違って、「知能」というものが尊重される。

そこで、知能をはかる物差しはないかを問題にする人がいたのはむしろ当然だったろう。そのひとりとして有名なのは、フランスの心理学者アルフレッド・ビネーという人物だ。彼は友人シモンと相談して、知的障害児を検出する方法を工夫した。かくして、できあがったものが「ビネー・シモン知能テスト」、つまり「IQテスト」の先駆《せんく》となるものであった。

ビネーはこの知能テストが不完全なものであって、別の科学的方法を加味する必要があること、さらに、これで得られた結果が将来の予想に役立つものでないことを力説している。だから、知能指数などと言って、知能を物差しではかるようなことを彼は考えなかったのである。

精神年齢を生活年齢で割って、それを一〇〇倍した数値を知能指数（intelligence quotient）としたのは、アメリカの心理学者ターマンである。彼はIQは生涯不変であるとし、過大な評価を与えた。

しかし、IQとして評価される知能は、本来、言語および図形に関する問題解決能力が、同じ年齢の標準児に比べてどれだけ進んでいるかをパーセンテージによって表わしているにすぎず、その値は一定不変ではなく、環境や栄養などの条件によっても変動するものなのである。

よい頭も悪い頭も後天的に作られる

私が小学五年生か六年生のころ、つまり明治の末、教室へ先生がふたりやって来て、知能検査らしきことをやった。対象者がふたりだったことから見ると、それは公式のものではなかったはずだ。学校独自の試験的な企《くわだ》てであったと思われる。

そのテストは、光の合図を見てスイッチを押す、というものだった。私は、人より速く走るとか、素早く何かをやるとかいう質《たち》の人間ではない。どちらかというとグズというタイプだ。ほかのひとりは先生を満足させたらしいが、私のほうはお気に召さなかったようだ。ふたりの先生が憮然《ぶぜん》として引き揚げていったことを覚えている。

今にして思えば、このようなテストにも、それなりの意味があったのだろう。むろん、このテストによって知能がわかるわけではない。一種の知的作業能力のテストであると考えてみたほうがいいだろう。頭の回転の速さと言われるものには、ここに言う知的作業能力も含まれていると思われる。

私の年長の友人に、ロシアのパブロフ教授のもとで条件反射の研究をした林《はやし》髞《たかし》という慶応大医学部の大脳生理学の教授がいた。木々《きぎ》高太郎《たかたろう》というペンネームで推理小説も書いた人物で、ご記憶の方も多いと思う。

彼は『良い頭、悪い頭』（講談社）という本の中で、よい頭とは、記憶力がよく、判断力も高く、理解力に優れ、頭の切替えがうまく、回転が速いとしている。

この考え方でいけば、私の受けたテストは、広い意味での頭のよさのテストということになる。頭の回転のよさのテストであるからだ。

彼はまた、「よい頭も悪い頭も生まれつきではなく、後天的に作られるものだ」と言っている。私は原則として彼の考え方に同意する（頭のよさとして、想像力の要素をこれに加えたい。現実的には〝脳の出力〟も問題になるが、その議論はあとまわしだ）。

頭のよさが後天的なものであることは、言語について考えてみればいい。言語というものは、どこの国のものにしてもなかなか複雑なものだ。外国語の辞書を見ればわかるとおり、ボキャブラリーというものはそれぞれに豊富だ。だから外国語の学習は、よい頭でなければ困難と言っていいだろう。

ところがである。まわりを見回してみるとき、日本語をたくみに操《あやつ》ることのできない日本人はまず見当たらない。ここに、すべての人間はたいした違いのない頭をもって生まれてきたことの証拠がある、と私は言いたい。

脳にとって、学習よりも栄養が重要な理由

人間の頭の基本性能にたいした違いがなく、よい頭というものが後天的に作られるものであるならば、その機能を高めるにはどうすればいいかに興味を持たない者はいないだろう。提供された情報と自分の場合とを照合し、何か不足の要素がありはしないか、と考えるのが生活の知恵というものだろう。

では、どう考えればいいのか。栄養によって脳の機能を限界まで引き上げてやる――これが、私の原則的な立場である。

私は、ここで頭をよくするための方法として、栄養の果たす役割を述べるつもりだ。だが一般には、栄養よりも学習や記憶がそのための方法として考えられるだろう。だから、具体的な栄養の話をする前に脳の機能における、栄養と学習の関係について整理しておきたい。

ラフなたとえになるが、脳を自動車だと考えてみよう。自動車を速く走らせるために

は、まず車自体の性能が問題になる。そしてその次に必要なのが、それを運転するドライバーの技術だ。

とすれば、この自動車の性能を高めるものが栄養で、ドライバーの技術を向上させるのが学習と言うことができるだろう。どんなにドライバーのウデがよくても、車が故障してしまっては走れないから、私は学習よりも、まず栄養を優先させるべきだと考えている。学習や記憶については、栄養を語ったあとに後半で詳しく考えてみることにしたい。

さきにも述べたように、栄養で重要になるのはタンパク質、ビタミン、ミネラルだが、タンパク質はエンジン本体を作る物質。ビタミン、ミネラルはそのエンジンの動きをスムーズにするオイルの役目を果たす、と言えばわかりやすいのではないだろうか。このほかにも、もちろんガソリンとなるブドウ糖も必要だが、これは通常の食事で十分まにあっているものだ。

少し前提となる話が長くなった。だが私の栄養学が、何か特別な食品をただ摂ればいいというものではないことは、ご理解いただけたのではないだろうか。

これから私が述べようとしていることは、基本を理解し自分に当てはめて応用していく、あくまでも自分が主人公の栄養学であることを肝《きも》に銘《めい》じておいてほしい。

ストレスで、ビタミンCの必要量は一〇倍に

さて、お待ちかねのビタミンの話をしよう。ビタミンCで頭がよくなるという話は、耳寄りでないはずはあるまい。試してみたくなるのが人情だろう。自分の子どもに対しても、自分自身に対してもである。

そこで問題になるのは、ビタミンCの量だ。生《なま》の野菜や果物をたっぷり食べることにしようと思う人もいることだろう。

ここで、ビタミンCについての常識をひとつ披露しておく。サルより進化のレベルの低い動物は自前で、つまり自分の体内で、ビタミンCを作っているということだ。モルモットとインド産コウモリという例外はあるけれど、ヒトの子も生後一〇カ月あたりまでは自分でビタミンCを作っている。

サルが森を離れないのはなぜか。森の外ではビタミンCにありつけないからだ。人間が町に住んでいられるのはなぜか。八百屋があるからだ。

では、野菜や果物を摂っていればビタミンCの不足は起こらないのか。これを読者に聞いてみたい。

答えはノーだ。その根拠は何か。それは動物実験からわかる。

ネズミは自前でビタミンCを作る。原料はブドウ糖だ。ネズミが一日に作るビタミンCの量を調べてみると、体重六〇キロの人間に換算して約二グラムになる。水車のようなしかけをせっせと回させると、一七グラムにまで跳《は》ね上がる。激しい運動で生じるストレスからくる悪影響を解消するために、ネズミの体はより多くのビタミンCを求めるのだ。そこで、その分だけビタミンCも多く作られるというわけである。

人間もネズミも哺乳類であるから、おおまかな体の構造は共通だ。体の機能もほとんど同じといっていい。そこでこの実験を元にして考えると、われわれは毎日二グラムのビタミンCを摂ったらいいということになる。

ただしストレスがあれば、必要量は一〇倍近くにもなる。ストレスがあると、ビタミンCの消費量が極端に増えるのだ。一〇グラム、二〇グラムでも不足という場合が起こることもあるだろう。

このように、生体の側の要求に応じて代謝《たいしゃ》（メタボリズム。栄養物質が化学変化で変換し、エネルギーや体成分を作り出すこと）が起こる現象を、「フィードバック」と言う。これは、電気冷蔵庫のサーモスタットのようなもので、内部の温度が一定のレベルより上になるとオンになるような現象のことである。

ネズミなどの進化の段階の低い生物では、必要に応じて体内でビタミンCが作られるけれど、われわれ人間は自分では作れないのだから、ストレスを感じたらその状況に応じて、自分で摂取量を増やしてやる必要があるのである。

これに対して、日本の厚生省（現厚生労働省）は、なんと言っているか。ビタミンCの所要量は、成人で一日五〇ミリグラムだそうである。

この量は、壊血病《かいけつびょう》を防ぐのに必要な量の一〇倍なのだそうだ。（※二〇〇五年、従来の食事摂取基準の概念に変更があり、「所要量」の数値は廃止され、「推奨量」が示されることになった。ビタミンCの推奨量は、一二歳以上の全年齢で一〇〇ミリグラムとされている）

ところで二グラムのビタミンCを摂るためには、皮を剝《む》いたレモンを四キログラムだけ食べればいいという計算になる。皮を剝いたものだから、個数にすると一日に四〇個も食べなければならない。

それが無理なら合成品でいくしかない。これが科学的な考え方、態度というものだ。ビタミンCの摂取法について詳しくはあとで述べるが、ビタミンCは天然品でも合成品でもまったく同じ物質であることを、記憶しておいてほしい。

ビタミンCはアスコルビン酸という名の酸だから、酸《す》っぱいもののはずだ。しかし植物の中にあるときには中和された形になっているので酸っぱくはない。ジャガイモやサツマイモはビタミンCを多く含んでいるけれど、酸っぱくはないのは、その証拠である。

いっぽう、レモンやミカンが酸っぱいのは、アスコルビン酸によるのではなくクエン酸による。

個人差が激しいビタミンの必要量

さて、このように今日では栄養について語るとき、ビタミンという言葉が出ないことはまずない。しかし、私の若いころは違った。ビタミンは多種多様だが、そのどれもが私が生まれたあとに発見されたものだからである。

当時、Cをはじめとするビタミンの供給源として、牛乳、卵、野菜、果物、ナッツなどが挙げられ、そういうものをまんべんなく摂ればよかろうと言われた。要するに普通の食事を偏食《へんしょく》なしに摂っていれば不足はないというのが常識だったのである。

私の説く分子栄養学が、それに水をさすような考え方であることは、すでにお気づきだろう。私は、普通の食事ではビタミン類の栄養条件を満たすのは無理だ、という立場をとっているのである。

農薬を使ったりハウス栽培をしたりすると、その作物のビタミンの含有量が減るとされているが、そのことのために、現代生活では昔よりビタミンを多く摂る必要があるのかと問われれば、私は「ノー」と答える。

分子生物学の発達によって、ビタミンは微量でも足りるものと、足りないものがあることがわかってきたのである。その必要量は個人によって違い、またネズミの例で説明したように、ストレスのような外部の状況によっても変化するのである。

私はビタミン必要量の個体差を、ビタミンCやB群のような水溶性のものでは一対一〇〇、ビタミンAやEのような脂溶性、つまり油脂に溶けるものでは一対一〇と考えている。だが自分が一なのか一〇〇なのか一〇なのかは、今のところ調べることは不可能だ。ただ、ごく一部の例外を除いては、ビタミンはいくら摂っても問題はないから、自分の必要量を一〇〇と仮定するのが妥当な判断だろう。

ポーリングは、ビタミンCに限って、一〇〇ではなしに一〇〇〇とした。彼は、カゼをひくと一日に五〇グラムのビタミンCを摂った。私は彼をよく知っているが、彼の上衣のポケットにはつねにビタミンCのカプセルが裸で入っていて、私には、彼がそれをつまんで口に入れるのが習慣のように思えたものだ。
このポーリングのように、ビタミンを大量に摂る人は、メガビタミン主義者と呼ばれている。

メガビタミン主義者・ポーリングとの交流

ポーリングと私との出会いは一九七四年のことだったと思う。もっとも、彼の名を知ったのは私が大学院にいた時代だから古い話だ。彼と私とは、ともに一九〇一年の生まれであるので、ポーリングという名前は、彼が二〇歳代のころから世界に知られていたことになる。

そのポーリングが来日して講演をすると知って、私はそこに出かけた。それはビタミンCの話だった。それを皮切りに、彼が日本に来て講演するたびに私はそれを聴きに行った。演題がビタミンCではなくノーベル平和賞のことが一回あった。私の著書『人間への挑戦』や『文明の解体』を進呈したこともある。

冒頭でも述べたように、一九八三年八月、私はある友人のグループに同行して、ポーリング研究所にポーリングを、そしてアリゾナにハーレル・キャップ女史を訪ねることとなった。この旅行は九月十五日、敬老の日にテレビ東京で放映されたのだが、私にとっては印象の深い、意義のあるものだった。

このとき私は、ポーリングや友人と一緒に研究所所長の家に招かれて歓談の機会を持つことができた。『分子栄養学序説』(三石巌全業績③)は、このときポーリング科学医学研究所のツッカーカンドル所長との間に交わされた約束によるものである。

ポーリングとツッカーカンドルとは、その後来日《ご》して講演をしている。ポーリングと私とは同年の生まれであり、ともにメガビタミン主義者であるということで心に通じるものが多かった。そんな関係で、一九九四年彼を喪《うしな》ったときには、まことに淋しい思いをしたものである。

ビタミンCで白内障が治った

私の医学研究の歴史を紹介すれば、はじめに取り組んだのは分子栄養学ではなく、メガビタミン主義だった。忘れもしない還暦《かんれき》の年、つまり一九六一年のこと、私は東大の眼科で白内障という診断を受けた。主任教授が出て来て、二、三年で失明することになるだろうから、そうなれば対応を考えようと言う。

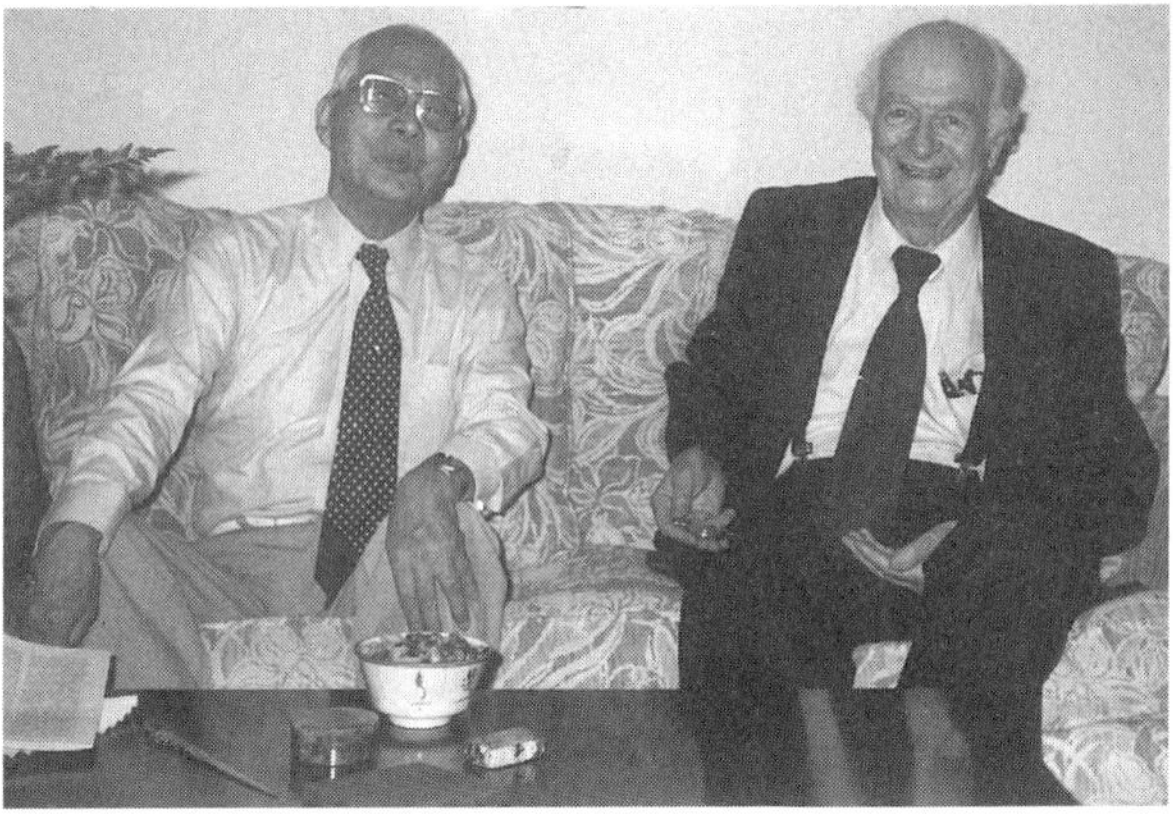

メガビタミン主義について意見交換をする著者(左)とライナス・ポーリング博士(1954年にノーベル化学賞を受賞、1994年死去)

だが、誰しも自分が盲目になるのをただ黙って待っていたくはないだろう。そのとき私の頭にひらめいたのはビタミンCの不足が原因だ、という仮説だった。眼球はビタミンCを高濃度に含む器官だという知識の持ち合わせがあったからだ。

私には同年の友人がいくらもいる。その中で白内障になった人物は私のほかにはひとりしかいない。当時、ビタミンCの製剤を日常的に摂る人などは皆無だった。私は野菜も果物もよく食べていた。それなのに欠乏症にかかるとは、体質的にビタミンCの要求量が大きいとしか考えようがないではないか。

そこで、私は薬局で売っているビタミンCのアンプルに手を出すことにした。そして、どうせ注射するならと、ビタミンB_1やB_2などのアンプルに手を拡げた。これ、すなわちメガビタミン主義ということなのだ。

さきにも述べたように、私はその後、分子生物学の本と出会い、たんなるメガビタミン主義から分子栄養学へと興味を拡げることになるのだが、それも、白内障と診断されてから三〇年以上経った今も、私の目が十分な働きをしてくれているおかげである。

ビタミンＣは、なぜ大量に必要なのか

あるとき私は、ポーリングにビタミンＣを大量に摂る根拠を尋ねたことがある。すると彼は、カゼの予防、ぎっくり腰の予防、壊血病の予防などを並べて、ビタミンＣの働く場面が多いからだ、と答えてくれた。ＩＱについては何も言わなかった。

このとき、私はその答えの単純さにびっくりした。私のほうがそれより深くこの問題に切り込んでいることを知ったからだ。しかし、その説明をちゃんとやるには私の英語力は不十分だった。だから、途中までやめてしまった。

彼の栄養学は「分子《ぶんし》矯正栄養学《きょうせいえいようがく》」として世界に知られているが、私の「分子栄養学」は、このせまい島国で知られているだけだ。私の栄養学を、分子矯正栄養学の矯正を省略した呼び名だと思っている人さえいる。

両者の違いは一言で説明できる。ポーリングのは経験的、私のは理論的だ。すでに述べたように、私の分子栄養学は分子生物学に基礎を置いている。ＤＮＡの論理の上に立っているということだ。だから、ビタミンを大量に摂る必要があるのはなぜか、という問題に対する答えが、彼と私とでは、おおいに食い違ってくることになる。

ビタミンＣの生体内での役割を並べてみると、コレステロールの血中濃度を下げる、脂

防酸をエネルギー工場に運び込む、ステロイドホルモンを作る、インターフェロンを作るなどとなっていて、IQの件は今のところ定説とはなっていない。脳の働きの変化は調べにくいからだろう。

ポーリングの分子矯正栄養学では、こんなに役割がたくさんあるからビタミンCが大量に要求されるとする。私の分子栄養学では、たとえばコレステロールの血中濃度を下げるのに必要なビタミンCの量は人によって違うとする。そこに、さきほども述べた個体差を想定するわけだ。その差の幅がかなり大きいことは前に述べたとおりである。

代謝の鈍い人を救う法

では、その個体差はどこから来るのだろうか。

読者は冒頭で紹介したハーレル・キャップ女史の実験を覚えているだろうか。さきの訪問の折に、彼女は自分の実験結果についての長年の疑問を私にぶつけてきた。

「ビタミンの投与量が少ないと効果がまったくないが、大量にすると、にわかに著効《ちょこう》が出るのはどういうわけか？」

と言うのである。まさしくこの質問は、ビタミンの必要量の個体差についてのものであった。彼女は、私の分子栄養学の土俵に乗ってきたのだ。

このとき私は、酵素とビタミンの親和力《しんわりょく》を問題にした。すると彼女は、すぐに「主酵素のことか」ときた。

正確に言えば、私が酵素と言っているものは主酵素の場合が多い。酵素とは体の中で起きる化学反応、つまり代謝を助ける物質のことだ。この酵素はタンパク質なのだが、DNAが解読されてまず作られるタンパク質を酵素タンパク、あるいは主酵素と呼ぶ。これにビタミンやミネラルなどの協同因子が結合して、はじめて酵素は活性を持つのだ。

分子栄養学では、この結合の確率を「確率的親和力」と命名している。ミネラルに関してはその確率に原則として個体差はないので、これが問題になるのはビタミンにおいてである。

生体において、ビタミンの分子はまったくランダムな運動をしている。それが主酵素の受容体（レセプター）にぶつかったとき、一発で結合するケースと、一〇〇回衝突して一回うまくいくケースとがある、というのが私の考えなのだ。前者では確率的親和力を一〇〇、後者ではそれを一とする。後者の場合、協同因子の濃度を一〇〇倍にすれば、前者と結合の条件が同じになるだろう。

だから、分子栄養学は大量ビタミン、すなわちメガビタミン主義になる。ビタミンの大量投与にメリットのあることが、これで簡単にわかるはずだ。

ハーレル女史は私の説明をすぐに理解して、感謝の言葉を述べた。分子栄養学は私が開発したもので、ひとにぎりの人だけしか知らないのだから、彼女が驚いたのも無理はない。

知的障害が、神経伝達物質を作る酵素とビタミンとの親和力が極端に低いことからきている場合のあることは、私には、はじめから見当がついていた。ハーレル・キャップ女史はその証明をしてくれているわけだ。彼女は、私の話を聞いて、はじめて自分のやっていることの理論を知ったというわけだ。

ハーレル女史が扱った、さきほどの知的障害の子の場合、ビタミンCやビタミンB_1の親和力が、普通の子の三〇〇分の一であったと私は考えている。ついでに言えば、三〇〇分の一とまではいかなくても、二分の一とか一〇分の一とかの人は、けっしてまれではないだろう。

ビタミンがなんらかの酵素の活性を高め、代謝をよくするということは、頭の回転を速くするということである。そう考えると、ビタミンCの投与でIQの改善を見る人はこうした知的障害を持った人以外にも、もっともっと世界中にいていいはずなのである。

こういう考え方をするのだから、分子栄養学を「個体差の栄養学」と言えば、その本質的な性格がわかりやすいかもしれない。ついでに言えば、「状況の栄養学」と呼ぶことも、その性格を明確に示すことになる。ストレスなどの状況によって、ビタミンの消費量が変化するからだ。

彼女は帰りの車に乗るとき、私に深く感謝し、久しく手を振っていた。

ビタミンCの摂取のしかた

さて、このビタミンの中でもとくに意識して摂る必要があるのが、さきほどから繰り返し登場してきたビタミンCなのである。これは、ほかのビタミンと比べて生体が必要とする量が多く、したがって、通常の食生活をしている人にもっとも不足が認められるものだからである。

先述のごとく、われわれは毎日二グラムのビタミンCを摂る必要がある。これは体重が六〇キログラムの人に換算した場合の必要量だから、子どものように極端に体重が少ない場合は、それに比例して必要量を割り出せばいい。しかし、そんなに厳密に計算しなくても、成人の場合は一日二グラムを最低量としておけば無難であろう。

さて、では二グラムのビタミンCを得る方法だが、さきほども述べたように、そのためにはレモンを四〇個も食べなければならない。これではいくら「頭がよくなる」と言われたって、実行するのはむずかしい。

だが、ありがたいことに合成のビタミンCがどこの薬局でも売られているので、これを利用するのがよいだろう。ビタミンCやB群などの水溶性のビタミンは、分子構造が単純であるので、合成品でも天然品とまったく同じ物質が作れるから問題はない。アセロラやローズヒップはビタミンCの豊富な供給源とされているが、現実の商品では、これにも合成品を加えて強化しているものがほとんどである。

最近では、そのほかにもビタミンCを含む食品や飲みものが多く店頭に並んでいる。自分の一日のビタミンC必要量を満たすために、その商品のビタミンC含有量の表示を参考にするとよいだろう。

さて、対するAやEなどの脂溶性ビタミンだが、これは天然品に限ると言っていい。あとで詳しく述べるが、天然品と合成品とでは分子構造が同じでないからだ。

ただし、アメリカでは天然品が少しでも含まれていればナチュラルと表示することができる。輸入品の脂溶性ビタミンを購入するときには注意したほうがいいだろう。

ここでビタミンの具体的な摂取法について一言しておく。脂溶性のものは一日分を一回にまとめてよろしいが、水溶性のものは一日の量を二〜三回に分けて摂ったほうがいい。いっぺんに血中濃度を上げると、水溶性のものは尿に逃げ出す恐れが強いからだ。

カルシウム不足は、心臓病も引き起こす

ミネラルとなると、原則としてビタミンのような個体差はない。不足を恐れるのみ、と言っておく。またミネラルには排出機構を持たないヨードや鉄のようなものもあり、吸収において相互に拮抗《きっこう》するカルシウムと亜鉛のようなものもあり、さらにカルシウムとマグネシウムのようにたがいの必要量の比が知られているものもあるので、万人に共通する摂取量はない。

ただしミネラルの多くは必要量が少ないので、たいていのものは、思い出したときにコアとか黒砂糖とかに手を出せばまにあうだろう。カキ（貝）のシーズンにはカキを食べることだ。海藻やヨード卵もたまには食べることだ。ヨードはほとんど排出されないから食べすぎるのはまずい。海藻を食べすぎると粘液水腫《ねんえきすいしゅ》という甲状腺《こうじょうせん》の病気になる。カル

シウムや鉄などは、吸収がコントロールされているので過剰摂取は起こりにくい。

脳に的《まと》を絞れば、ミネラルのうち、もっとも重要なものはカルシウムということになる。カルシウムの補給源としては牛乳が簡単でいい。牛乳の飲めない人はカルシウム剤だ。標準必要量は一日に六〇〇ミリグラムである。一日でもこれが切れると、骨のカルシウムが動員される。ただし、女性ホルモンがこれを抑制するから、男性に比べて若い女性の骨は守られている。

骨のカルシウムが血中に溶け出すとき、きまって必要量をオーバーする量が骨を去る。すると血中のカルシウム・イオン濃度が高くなりすぎるので、余剰カルシウムは動脈壁、心臓弁膜《しんぞうべんまく》、腱《けん》、腎臓など適当なところに沈着する。この困った現象に対して「カルシウム・パラドックス」という名前がついている。

カルシウムは毎日摂らないと、運が悪ければ心臓弁膜症、五十肩、腎臓結石などに道が開かれかねない。

(2) ボケ、老化、病気——すべて活性酸素が元凶

進化につれて、新しい脳が追加された

人間は、ものの哀れを感じたり理屈をこねたりする。これは、ひとえに高度に発達した脳の機能の恩恵と言っていい。釣り上げられた魚は暴れるけれど、悲しんでいるのでもなく、死を覚悟しているのでもない。そんな高級な脳は、そこにはないのだ。

生物進化という概念があるけれど、動物の場合、それは脳の進化に現われていると言われる。そして、その進化が系統的にたどれるのは脊椎動物《せきついどうぶつ》であるとされる。

脳は神経細胞ニューロンの集まりであるが、ニューロンの原型はイソギンチャクのような腔腸《こうちょう》動物に見られる。腔腸動物のような下等動物の神経系が進化して、われわれの持っている高級な脳となったのである。人間は、不幸にして植物状態になることがあるが、それでも心臓や肺が動く。高等な脳は働いていないが、低級な脳は働いているからである。ヒトの脳に重い障害があれば、腔腸動物の脳にまで逆戻りするということだ。高度な

器官はデリケートにできているから、はかないのだ。

ヒトの脳は、ワニの脳とウマの脳とヒトの脳と、三つの脳の合体したものだと言った人がいる。神経細胞ニューロンは層状に並んでいるので、その集合体を皮質《ひしつ》と言う。ワニの脳は主として、脳幹と「旧皮質」からできている。ウマの脳では、脳幹と「旧皮質」に「古皮質」が加わっている。そして人間の脳では、これらに「新皮質」が加わっている。

進化が進むにつれて新しい脳が追加されたわけだ。

人類を特徴づける大脳新皮質に対して、旧皮質と古皮質を合わせて「大脳辺縁系《だいのうへんえんけい》」と呼ぶことになっている。字を見ると辺縁系は辺縁、つまりヘリにあるような感じを受けるが、これは実際には新皮質に包み込まれてしまった部分である。新皮質は外側になっているので、容積を増やすことができる。ヒトの脳がほかの動物の脳より大きいのはそのことによる、と言っていい。

大脳辺縁系に属する旧皮質には「生命脳」という別名がついている。脳幹とここが働いていれば生命は維持されるわけだ。いわゆる植物人間は生命脳で生きていることになる。つまり、動物の脳のうち、脳幹と生命脳はどれよりも大切である。

古皮質のほうはどうか。これには「情動脳」という別名がついている。これは感情を

人間の脳は、三つの脳の集合体

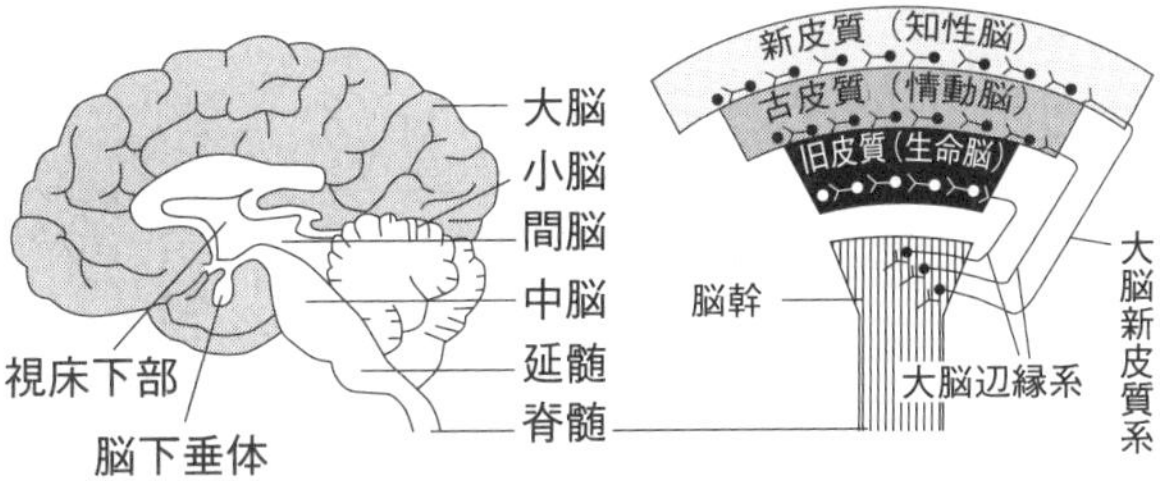

生物進化は脳に現われる

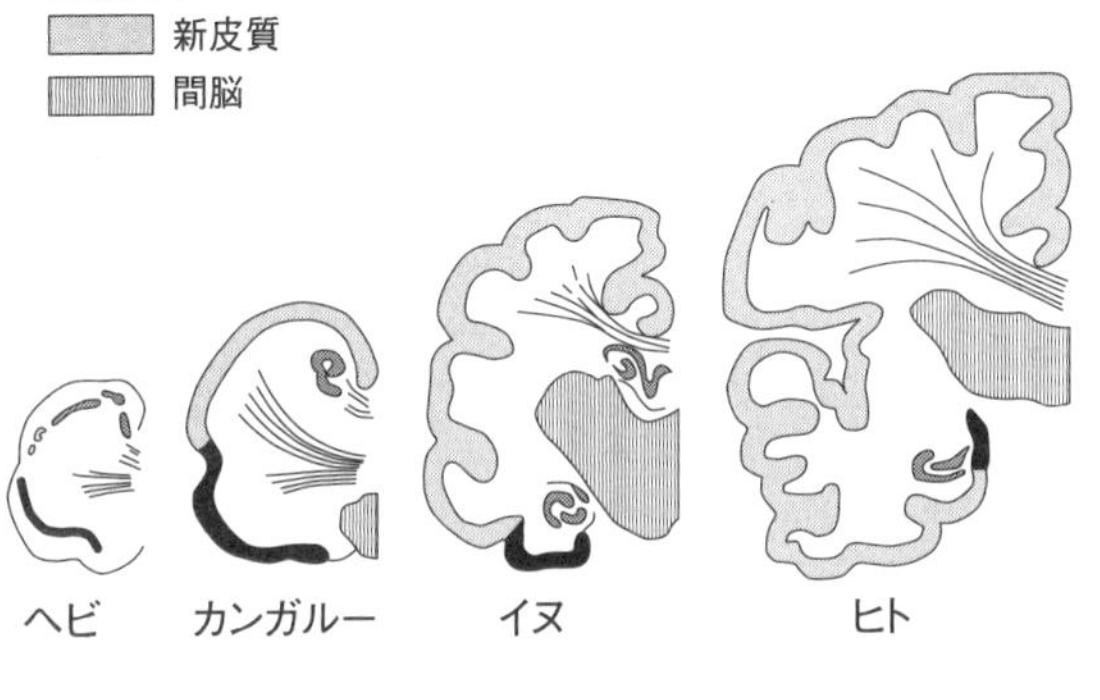

司《つかさど》る脳だ。それを持っているのは高等哺乳類ということになる。イヌには情動脳があるから喜怒哀楽があり、精神的ストレスが起きてもおかしくない理屈だ。飼主に疎《うと》まれると元気がなくなったり、毛が抜けたり、ときには家出することもあるが、これは、この情動脳の働きである。

旧皮質を生命脳といい、古皮質を情動脳という呼び方に対応させるとすれば、新皮質は「知性脳」となる。知性脳は人類特有のものであって、それ以下の動物では、これの発達をほとんど見ることができない。

ところで、どの段階の脳でも、それが情報を保持し、それを伝達する器官だという点では同じである。文明社会の人間は電話によって情報を交換するが、このとき電気エネルギーが要求される。脳も電気を利用して情報を伝達するので、エネルギーのお世話にならざるをえない。

詳しくはあとで述べるが、新皮質に比べ、大脳辺縁系は情報伝達に使われるエネルギーの効率が格段に悪い。ということは、情動脳や生命脳のほうが知性脳より大量のエネルギーを食うということである。人間に特有な進化した脳は省エネになっているのだ。

われわれ人間は、言語を持っている。ということは、情報を言語化することができるということだ。われわれは無数の情報を言語化して知性脳に収納しておき、必要に応じてこれを操作し、また取り出す。これは人間でなければできない芸当である。

ちなみに、知情意《ちじょうい》という言葉が昔からあったが、この知に対しては知性脳というハードウエアがあり、情に対しては情動脳というハードウエアがあるけれど、意に対してはハードウエアがない。

こういう事実から推測すると、知情意は同格の言葉を並べたものでないことがわかる。今日、知情意などという言葉があまり使われなくなったのは、脳の研究の進歩によるためかもしれない。

よく怒る人は早くボケる

脳の機能を、十分に発揮させるための条件とは何か。

それが知性脳の活動を意味するのであれば、エネルギーを大量に食う情動脳の活動を野放しにしないことである。エネルギーの消費量は酸素の消費量に通じるものだし、酸素が消費されるときには、その最低2％は「活性酸素」となる。

簡単に説明すれば、この活性酸素は生命を傷つける「殺し屋」なのだ。病気も老化も元《もと》を質《ただ》せば、この「殺し屋」が関係してくる。脳内の活動に関して言っても、この恐ろしい活性酸素という危険因子の有力な発生源となっているのが、じつは情動脳なのである。そのことを考えると、情動脳を働かせることは自傷行為にほかならないことに気づくのである。

むやみに怒鳴り散らす老人の脳は、活性酸素によって早くボケるのではあるまいか。情動と言えば喜怒哀楽を内容とするだろうが、このうちの喜と楽とには免疫機能を増強させるホルモンの分泌があるというメリットがついているから、これはむしろ歓迎すべき感情で、問題は「怒」と「哀」である。

身のまわりにいつも怒ったり悲観する人がいたら、「長生きしたければ笑いなさい」と言ってあげたいものである。

ところで、近年、「頭を使いすぎるとボケる」という恐い説がまじめに唱えられたりしているが、私には賛成できない。活性酸素の発生源としては、情動脳のほうが格段に強いわけであり、学者や研究者のように知性脳を酷使《こくし》したとしても、情動脳ほどの多量の活性酸素は発生しない。

分子栄養学では知性脳の使いすぎとボケの因果関係はまったく認められないのである。

というより、怒ったり哀しんだり、苦労性の人ほどボケやすい――これが分子栄養学の結論だと言ってよい。

ガンも老化も、すべて活性酸素が原因

さて、この活性酸素というものは、いつも人体のあちこちに出没して不幸な事態を作り出そうとしている。人体は、六〇兆個と言われる細胞の集合体だ。老化も、細胞が活性酸素にさらされ、酸化することが最大の要因である。鉄も酸化すると錆《さ》び、ついにはボロボロになってしまうが、化学的にはこれも老化現象のひとつの典型だと言ってよい。

未熟児網膜症《もうまくしょう》という病気をご存じだろうか。これは、未熟児が保育器の中で発症する病気である。最悪の場合、赤ん坊は失明してしまう。なぜこのような悲劇が起こるのかということは、長らく謎になっていた。

だが、いろいろ調べていくうちに、犯人は活性酸素であることが判明した。保育器には圧縮した酸素が供給されるのだが、この高圧酸素の一部が活性酸素となって網膜に傷をつけていたのだ。

活性酸素は、なぜこのように生体に対してダメージを与えるのだろうか。

生体を作っている分子、たとえばタンパク質の分子は、数千数万の原子の集合である。原子はすべて、原子核とそれを取りまくきまった数の電子を持っている。原子核と原子核とを電子で結合させているのである。

じつは活性酸素には、生体の分子から電子を奪う作用があるのだ。分子からその電子を引っこ抜かれると、分子の構造が壊れる。そこで、そのタンパク質の分子本来の働きができなくなってしまうのである。

活性酸素が電子を奪うのはタンパク質だけではない。タンパク質を作るための設計図であるＤＮＡもそのターゲットになる。ＤＮＡ分子が電子を引っこ抜かれれば、遺伝情報の暗号が狂う。これが発ガンに繫《つな》がることは容易に理解できるだろう。

さらに、体のあちこちで起きる炎症も活性酸素が原因だ。

ご存じのように生体内に細菌やウイルスが入ってくると、白血球が活動してこれを殺してしまう。白血球の仲間の好中球《こうちゅうきゅう》、マクロファージなどは体内で活性酸素を作って、細菌、ウイルスなどに活性酸素を吹きかける。それによって病原微生物は死ぬわけだが、そのとき発射される活性酸素は、付近の生体分子に傷害を与える。それで、そこに炎症が起きることとなるのである。

スポーツは老化を早める

活性酸素の生体への関与が問題になってきたのは、一九八〇年代に入ってからである。活性酸素は分子生物学上の存在ではなく、もっとミクロな観察に基づく量子生物学上の存在である。ガンをはじめとする多くの成人病の原因として、活性酸素が挙げられていることは、現代人の常識になりつつある。

人類がほかの動物と比べて寿命が長いのは、この傷害性のある活性酸素を除去する酵素システムが優れていることによるとされている。このシステムは四〇歳を過ぎると急速に衰えるので、その時点から活性酸素対策を意識的に採用しなければならない。高年齢層の予防医学は、ひとえにこの活性酸素対策にあると言っても過言ではないわけである。

いっぽう、活性酸素は生体内で休むことなく発生している。それは、呼吸によって体内に入る酸素の少なくとも2％が、エネルギー発生の際に活性化するという事実による。活性酸素はストレスがあるとき、細菌感染があるとき、添加物や汚染物質・医薬などを解毒《げどく》するときにも発生する。

エネルギーの大量発生は活性酸素の大量発生を意味するわけで、そのことから、スポーツは体に悪いという観点さえ生まれてくる。

また、脳は骨格筋に匹敵する量のエネルギーを要求する。だから、ここでも間断なく活性酸素は発生する。そして、これが高齢者の脳の病気の発現を促《うなが》しているのである。

活性酸素を防ぐのも、やはりビタミンC

ひとくちに活性酸素と言っても、その中にはいくつもの種類がある。ここでは、その主なものを紹介しておこう。

さきほど、情動脳の中で活性酸素が大量に発生すると述べたが、これは脳のエネルギー源であるブドウ糖が燃焼する際に生まれる。具体的に言えば、細胞内のエネルギー発生器官ミトコンドリアにおいてである。

ミトコンドリアで生じる活性酸素の名はスーパーオキサイド（SO）と呼ばれるものだ。このSOの酸化力、すなわち電子を引き抜く力は中程度である。

生体というのはじつに巧妙に作られている。このSOを防ぐため、ミトコンドリアはSOを除去する酵素SODを用意しているのである。SODの本名はスーパーオキサイド除去酵素である。この酵素タンパクは、マンガンを含んでいる。

ただし、この除去酵素SODが働くと、SOが除去される代わりに過酸化水素が発生する。困ったことに過酸化水素にも、ごくわずかだが電子を引き抜く力が残っている。つまり、これも弱い活性酸素なのだ。

しかも、過酸化水素は弱い活性酸素なのだが寿命がひじょうに長く、体内をところかまわずうろつきまわる。それと同時に、一価《いっか》の銅イオンまたは二価の鉄イオンにぶつかると、最強の活性酸素・ヒドロキシルラジカルに変身する。それが恐いのだ。

今、ミトコンドリアの中に、あらかじめＳＯＤが用意されているという話を書いたが、それはこの場合にも見られる。ヒドロキシルラジカルに傷害性があるならば、それを未然に防ぐシステムが用意されているということだ。つまり、過酸化水素除去をはじめとするシステムである。

過酸化水素を除去するのもやはり酵素である。その酵素とは、カタラーゼやグルタチオンペルオキシダーゼである。生体はこういうものを用意して過酸化水素に始末をつける。ただし、カタラーゼは鉄酵素、グルタチオンペルオキシダーゼはセレン酵素で、鉄、セレン、タンパク質の不足があれば、言うまでもないことではあるが、これらは作られない。

なお、セレンはネギ類やゴマ、イワシ、マグロ等の魚肉、たらこ、すじこ、ウニ等、またココアにも含まれている。

さて、われらがビタミンCはスーパーオキサイド（SO）も過酸化水素も除去することができる。過酸化水素が除去できるということは、つまり最強・最悪のヒドロキシルラジカルをも防げることを意味する。

しかし、ここで気をつけなければならないのはビタミンCがいいからといって、過剰に摂りすぎることだ。

ビタミンCはたしかに活性酸素を消してくれる。だが、そのプロセスでビタミンCじたいが、活性酸素に似た強い酸化作用を持つ。だから、ビタミンCを一日に一〇グラム以上摂るのは注意したほうがいい。毎日二グラムまでにするなら、問題はない。

ビタミンCを大量に摂取する場合の注意

そこで思い出すのがポーリング夫妻のことだ。さきにも述べたように、私とポーリングは同年の生まれだ。われわれのように高齢になれば、申し合わせなどはなくても、どっちがあとに残るかに無関心でいられるはずはない。彼は私の誕生日を直接、私に尋ねたことがある。

私は糖尿病患者だ。一九七三年にあかるみにでた品電《しなでん》公害と呼ばれる鉛《なまり》汚染が原因で引き起こされた病気である。だから、私のほうがポーリングよりも先に失礼することだろうと思っていた。それなのに、どうして彼が先になったのだろうか。私は、それをビタミンCの過剰摂取にあると推測している。

彼は、すべてのビタミンを当局の指示量の一〇〇倍以上摂っていた。ビタミンCにいたっては一〇〇〇倍である。ここに問題があると見たい。

前に進化の段階の低い生物では、ビタミンCは必要なだけ自前で作られると書いた。体の中でビタミンCが作られている限り、過剰ということは、まず起こらない。これは生体の中でフィードバックの働きが起こるからだ。つまり一般に生体の側に要求があって、それに応える形でビタミンCの代謝が起こるのである。だから過剰という状態はない。

ところが人間の場合、ビタミンCを外から摂る。当然ながらフィードバックのような便利な現象は起こらない。私は以前から「ビタミンCの突出」という概念を提唱し、一日の量を一〇グラム以上にする場合に対する警告を発してきた。

ビタミンCの血中濃度が高いと、かえって活性酸素が発生する機会が多くなる。この危険を回避する方法としては、さきにも述べたようにその摂取量を一日二グラム以下にすることだが、ビタミンEの濃度を高めることでも危険は減らせる。

ビタミンEは、天然品に限る

私が一九八三年にポーリング研究所を訪ねたとき、彼の夫人は亡くなっていた。夫妻とも死因はガンのようだが、元はビタミンCの過剰だろうと私は推測している。この見解は、夫人の死の翌年、彼に書面で述べておいた。

ポーリングは、ビタミンCと同時に、八〇〇単位（合成品一ミリグラムが一《いち》国際単位。天然品では〇・六七ミリグラムが一国際単位に相当する）のビタミンEを摂っていた。これがもし完全に吸収されていたら、私が「ビタミンCの突出」と名づけた前述の危険は回避できたかもしれない。

しかし彼の場合、せっかくのビタミンEは吸収されなかったのだ。

ビタミンEには天然品も合成品もある。どちらも脂溶性のものだからカプセルに入れるのが普通だ。ビタミンEは、さきにも述べたように、天然品と合成品とでは分子構造が異なっている。カプセルに封入《ふうにゅう》してないものはおそらく合成品だろう。カプセルのものでも何百単位と記したものは合成品だ。

ただしアメリカでは、天然品が少しでも混じっていればナチュラルという表示が許されるということは、さきに述べたとおりである。日本のものも、天然型と表示してあるものは天然のものを型取って作りましたということで、つまり合成品であるから、買うときには注意が必要だ。

天然品のビタミンEの場合、普通の大きさのカプセルには五〇単位しか入らない。ポーリングはビタミンEを一日に八〇〇単位摂ったというから、おそらくこれは合成品だ。普通の合成品は、D型ではなくDL型である。二種の立体型の混合物なのだ。

天然のビタミンEとして尊重されているものは、Dアルファトコフェロールである。このほかにビタミンEにはDベータ、Dガンマ、Dデルタの四種のトコフェロールがあるけれど、Dアルファ以外のものは、いったん肝臓に納まっても、胆汁《たんじゅう》に混ざって捨てられるという事実が、一九九〇年代になってあきらかになった。

ポーリングが摂った八〇〇単位のビタミンEも、おそらくそのまま外に排出されたのだろう。私のこの仮説が正しいとすれば、ポーリング夫妻はとんだ落とし穴にはまったことになる。

ちなみに私は、吸収率を三倍から一〇倍に上げるように加工したDアルファトコフェロールを常用している。ビタミンEを含む食品としては、小麦胚芽《はいが》やアーモンドなどが挙げられる。

IQから、老化やガンの話になってしまったが、脳も体も健康法に関しては根本的には同じことなのである。とくにビタミンCは脳や体の健康を考える場合、とても重要なファクターなのだ。

分子栄養学はメガビタミン主義を採るけれど、それは多ければ多いほどよし、とする立場ではない。ビタミンCの過剰によって不幸を招いた人はポーリング夫妻のみではない。そのことは肝に銘じてほしいものである。

活性酸素除去のヒントは植物にあった

活性酸素は勝手に出てきては、われわれの生命を脅かしている。繰り返すが、体内に入る酸素の少なくとも2%が活性化するのであるから、その発生は残念ながら防ぎようがない。

要するに、活性酸素には油断もスキも見せられないのだ。それは覆面《ふくめん》の怪盗のように隠密行動をする。そして、ボケからガン、脳卒中、心不全までのあらゆる悪事を働く。

この活性酸素の悪業がバレてから、まだせいぜい四〇年しか経っていないが、生体の側に十分な活性酸素除去物質の備えがあれば、ビクともするものではないことがわかっている。私はそれを総称してスカベンジャーと呼んでいる。これは「掃除屋」という意味だ。活性酸素のスカベンジャーは何か。

これまではビタミン類、とくにCとEについて述べたが、そのほかにもさまざまなものがある。それらは、おそらく数千種にのぼるだろう。

そして、その多くは植物に含まれている。植物はつねに紫外線にさらされているために、われわれよりも活性酸素の発生が多い。だから、その対策として多種多様のスカベンジャーが用意されているのだ。

その植物の持つスカベンジャーの中でも、いちばん主になるものはフラボノイドであり、七〇〇〇種もの種類がある。植物がそれぞれに数十数百のフラボノイドを持っているという事実は、活性酸素が、水溶液中にあっても脂肪中にあっても、その混合物である乳化物中にあっても、どんな種類の活性酸素でも、それの除去を完璧にやってのけるための布石《ふせき》であろう。

だから、自然のままの植物体が酸素中毒で死ぬことはまずない。酸素中毒で死ぬのは、活性酸素発生剤をかけられたときに限られる。それはパラコートという名の枯葉剤《かれはざい》だ。

下等動物の場合は植物と大差のない生き方ができるだろうが、高等哺乳動物《ほにゅうどうぶつ》が現われると情動脳が与えられた。これは活性酸素の強力な発生源を与えられたことでもある。この脳は酸素中毒を理解することもできず、対策を立てることもできない。だが、われわれ人間が持っている知性脳を駆使《くし》すれば、その対策は十分に立てられるのである。

こんな食品が活性酸素を除去してくれる

今述べたように、植物の持っている重要なスカベンジャーであるフラボノイドは、葉に多く含まれているのだから、それを食べるのがいちばんだろうと思われるかもしれない。

だが、そうは問屋がおろさない。葉をいくら食べても、フラボノイドはそのままトイレに直行だ。分子が大きすぎるのである。フラボノイドそのものの分子は小さいのだが、タンパク質と結合して、分子量が一万とか二万とかになっているわけである。分子量はいちばん軽い水素原子を一《いち》として、私たちが吸収できるのは、せいぜい五〇〇〇以下なのだ。

この大きな分子を小さくする方法がないではない。しかし、その加工はたいへんな手間がかかるので、家庭で素人にできるものではない。結局、有用なスカベンジャーがみすみす捨てられることになってしまう。残念だと言わざるをえまい。調理法の工夫などではどうにもならないのである。

活性酸素を除去する食品

	食　品　名
ビタミンC（水溶性）	レモン、イチゴ、ミカン、柿、パセリ、トマト、ブロッコリー、ピーマン、サツマイモ、番茶
ビタミンE（脂溶性）	アーモンド、小麦胚芽、大豆、落花生、ウナギ、シジミ、カツオ、アユ
カロテノイド（脂溶性）	緑黄色野菜（ニンジン、カボチャ、トマトなど）、柑橘類、菊の花、赤身の魚、海藻、卵黄、魚卵（たらこ、すじこ、ウニなど）
ポリフェノール（脂溶性）	ゴマ、緑茶、赤ワイン、コーヒー、ショウガ、香辛料（クローブ、ナツメグなど）

では、手軽に摂れる優秀なスカベンジャーは何かといえば、ベータカロテンが挙げられる。カロテンの仲間にはキサントフィルがあり、これらを総称してカロテノイドと呼んでいる。

カロテンの補給源として有名なのはニンジン、カボチャだ。どっちも皮に多く含まれている。

だから皮を剥くくらいなら、その剥いた皮のほうを食べたほうがよいくらいだ。そのほかには柑橘《かんきつ》類《るい》や菊の花にもある。またキサントフィルは、卵黄、赤身の魚、たらこ、すじこなどに含まれている。

ここで忘れてはならないのは、カロテノイドは脂溶性だということだ。脂質と一緒でなければ腸管に入っても吸収されにくいのである。

さきにも述べたことだが、活性酸素には多種多様な種類がある。カロテノイドは優秀なスカベンジャーだが、すべての種類に対して有効というわけにはいかない。そこで、ほかのスカベンジャーにも手を出す必要が生じてくる。

植物のスカベンジャーのリストの上位にのぼるものに、ポリフェノールの仲間がある。ゴマのセサモール類がその例だ。そのスカベンジャーの分子は、火で煎《い》るとふたつに割れる。そして、それぞれが新しいスカベンジャーとなる。だから、ゴマは煎って使うにかぎるのである。

緑茶のカテキン（タンニン）もこのポリフェノールに属する。この分子は熱湯に出会うといくつかが重合して大きくなる。腸壁を通過しえないほど大きな分子となるため、せっかくの薬効も無駄に終わる。緑茶をさました湯でいれる作法は、古人の見あげた知恵の結晶と言えよう。

カテキンは赤ワインにも含まれている。コーヒーのスカベンジャーはクロロゲン酸だが、これもポリフェノールの仲間だ。

ショウガの辛味《からみ》成分をジンゲロンと言うが、これもスカベンジャーのリストに入れてもよいだろう。ジンゲロンはポリフェノールの仲間ではないが、縁の遠い物質ではないのである。

ポリフェノールは脂溶性だが、食品中では糖と結びついて水溶性になっている。小腸壁には吸収する輸送タンパクがあるけれど、大腸へ行ってから、腸内細菌によって糖が離され吸収される場合が少なくない。

『活性酸素の恐怖』という半田節子《はんださだこ》女史の本がPHP研究所から出ているが、この書名のとおり、活性酸素は人間にとって大きな恐怖である。だからこそ、人体は、SOD、カタラーゼ、グルタチオンペルオキシダーゼなどのスカベンジャーを積極的に合成しているのだ。

女性ホルモンもスカベンジャーとして働くから、この面でも、若い女性は守られていると言える。だが女性ホルモンに加え、前にも書いたようにSODなども四〇歳を過ぎればガタ落ちになるのだから、かえって女性のほうが、年齢を追うごとにスカベンジャーの必要性は増すと考えておいたほうがいいだろう。

結局、男女とも自前のものだけを当てにしていてはならないということだ。中年を過ぎた方にとって、このアドバイスは年ごとに重みを増すはずである。

活性酸素とスカベンジャーとの戦いは、まさに戦争と言えるほどの激しさであるから、多勢《たぜい》に無勢《ぶぜい》では勝負にならぬ。これが鉄則だ。万全を期《き》すためには、なるべく若いころから有力なスカベンジャーを積極的に摂る習慣を持つことが必要だろう。

古くなった油もの、これだけは厳禁

考えてみれば、口から入るものには、栄養にならないものもあり、有害なものもあるはずだ。ここでは逆に、そうした「食べてはならない食品」について考えてみたい。

有害な食品というものが現実にあるのだろうか。

まず、よくその害が指摘される農薬を使って栽培した野菜や添加物のある食品についてだが、私はどっちも平気で食べる。農薬や添加物が口に入れば、それは肝臓へ行って解毒される。そして、その過程で活性酸素が出てくる。この活性酸素が農薬や添加物の毒性の実体なのだ。そして、スカベンジャーさえ摂っていれば、こういうものを気にすることはない。

酒はどうか。アルコールには血行をよくしてストレス解消に役立つ作用があり、善玉コレステロールを増やす作用もある。赤ワインにはさきほど紹介したように、スカベンジャーが含まれている。私は下戸《げこ》なので「酒は百薬《ひゃくやく》の長《ちょう》」などという言葉はありがたくもなんともないが、適量の酒が悪いと言う人はどこの国にもいないようだ。

酒はよくてもタバコは悪いだろう。これが大多数の意見ではなかろうか。だがタバコは、脳に関しては悪玉とは言えない事情がある。その点はあと（220ページ）に述べることにしよう。

化学調味料はどうだろう。だが私は、大量使用による中華料理症候群以外、これが有害という話は聞いたことがない。ただ、喘息《ぜんそく》によくないことだけは知られている。喘息の人は、冷気と化学調味料は避けるほうがいい。そして、肩甲骨《けんこうこつ》のまわりや肋間筋《ろっかんきん》のマッサージをするといい。

個々の食品ではなく、その鮮度について言うと、当然のことながら古くなった食品には手を出さないほうがいい。

なかでも、使い古しの油を使った揚げものとか、古くなったラーメン、ポテトチップ、カリン糖などには注意が必要だ。そこには過酸化脂質という脂肪酸の酸化物が共通して含まれている。これは黒褐色《こつかつしょく》のねばねばした、いわゆる油の焼けたやつだ。

過酸化脂質は普通は顆粒《かりゅう》になっている。これが何かのきっかけで亀裂《きれつ》を生じると活性酸素を発生させる。それは最強・最悪の活性酸素として紹介した「ヒドロキシルラジカル」に匹敵する強烈さを発揮するから、油を使った食品に対する無警戒はよくない。

過酸化脂質が消化管に入ってその管壁のところで活性酸素を出せば、そこに傷をつける。傷がなければ、過酸化脂質が血中に吸収されることはないと言われている。もちろん新しいうちに食べればどれも問題は生じないだろう。家庭で揚げものなどをする場合も、油は一〇回以上繰り返して使わないほうが無難である。

マーガリンとショートニングを避ける

では、いったい何が有害な食品と言えるのだろうか。その答えは簡単だ。私が絶対に口に入れない食品はひとつしかない。それは代用バターだ。つまり、マーガリンとラードの代用食品であるショートニングである。

ドイツで、クローン病と言って、消化管の全長にわたって潰瘍《かいよう》を起こす難病が多発したことがある。調べてみたところ、その時期がマーガリン発売の時期に一致していたところから、その有害性が言われだした。

給食用パンには4％のショートニングが入っている。マーガリン、ショートニングは、植物油や魚油に水素を添加してその流動性を低下させたものである。この化学反応によって分子の立体構造が天然ものと違ったものになるが、原因はそこにあると考えられる。

これに反して、フレッシュ・バターつまり天然バターは、月見草油、人乳、ヤギ乳以外には補給源のない重要不可欠なガンマリノレン酸という名の脂肪酸を含んでいる。フレッシュ・バターはぜひ摂ること、マーガリンやショートニングは絶対に摂らないことが、私の心得だ。パンやケーキを買うときには、ショートニングの有無を尋ねることにしていただきたい。

このあたりの真相を語るには、「プロスタグランディン」という名の全身的に働く局所ホルモンを問題にしなければならないので、ここでは説明を控える。要するに、マーガリンやショートニングは、人体に不可欠なある種のホルモンの製造を妨げるのである。

もうお気づきのことと思うが、世間で有害であると言われているもののほとんどが、活性酸素の害によるものであった。

要するに、スカベンジャーを積極的に摂っていれば、あとは好きなものを食べるのがいちばんということだ。食べたいものを我慢したり、農薬や添加物の害に怯《おび》えるのはストレスの元であり、よけいな活性酸素の発生を促すことになる。

ただ、参考事項を追加するなら、活性酸素とスカベンジャーとのゲームは一対一の一騎討ちが原則であるということである。例外はあるけれど、多くはこの原則に従っている。

つまり、これはスカベンジャーを摂っても、その分子数が活性酸素の分子数より少なければ負けということであり、スカベンジャーの摂取量は〝多々《たた》ますます弁《べん》ず〟だということを忘れないでもらいたい。

(3) 高タンパク——じょうぶで長持ちする脳の秘密

生まれつきの体質も、栄養によって改善できる

体質という概念がある。生まれつき胃が弱いとか腕《うで》っ節《ぷし》が強いとか、あるいは思考活動が苦手とかいう話はよく言われる。

たしかに、先天的な体質というものがあることは否定できない。しかし、先天的なものはどうにもならないのか、それともどうにかなるか、という問題はきわめて重大であり、多くの人の興味を引くテーマであろう。

臓器移植が現実のものとなった二十世紀後半、体質というものが白血球の血液型ＨＬＡに結びつけて考えられるようになってきた。つまり、その型でなりやすい病気がきまるというわけだ。これについては、あとでも述べるが、しかし、仮に体質上の弱点が先天的なものであっても、栄養条件によってある程度までカバーできると、私は確信している。

私の栄養学は、体質上の弱点を栄養物質の量との関係において捉えようとする試みであ

る。それは、先天的な弱点を後天的な配慮によって救おうとするものである。その根底には、万人はどこかに先天的弱点を持つ、という大前提が置かれている。

たまたまそのような弱点のすべてを免《まぬが》れている例外的な人が、特別な配慮なしに健康と長寿に恵まれるというのが私の考え方である。しかし、そんな人は稀有《けう》な存在だろう。

ビタミンAで花粉症が治った

ここでＨＬＡについて一言しておく。これは、日本語では「ヒト白血球抗原《はっけっきゅうこうげん》」と呼ばれるもので、私たちの生まれつきの体質と結びつくものとして注目されているのは前述のとおりだが、腎臓や肝臓などの臓器移植に際しては、このＨＬＡの一致が必要な条件となる。

ＨＬＡは、物質としては糖タンパクである。糖とタンパク質とが結合した形の物質だ。それは単一の物質ではなく、数百種のものがある。われわれの全細胞はそれぞれのセットを持っている。その半数は父親から、半数は母親から受け継いだものだ。

これを白血球抗原と言うのは、白血球という名の細胞を代表にしただけのことである。ほかの細胞も白血球と同じＨＬＡのセットを持っているわけである。

個体の保存という概念がある。われわれの生命が、意識しないでも自律的に保存されている、という意味だ。

個体の保存のためには、自己を守ることが必要である。そのためには非自己を排除しなければならぬ。自己と非自己とを識別して、細菌のような非自己を排除しなければならない。HLAは自己の標識の役割をしているわけだ。そこで、これを指紋にたとえる人もいる。

HLAはこまかな型に分類されて、それぞれ名前がついている。数百のHLAから十数種を選び出して、それで細胞の表面に指紋を作っている、と考えたらいいだろう。一卵性双生児は別として、同一のHLAのセットを持つ人はふたりといない、と言っていい。親子兄弟ならよく似てはいるが、まったく同じではない。

だから、親の肝臓を移植された子は、一生を通じて免疫抑制剤を使用しなければならなくなる。非自己を排除する現象が「免疫」というものなのである。

さきにHLAが体質に関わるという意味のことを書いた。その例をいくつか挙げておく。

B17　慢性活動性肝炎
B40　スギ花粉症
B51　ベーチェット病
BW52　潰瘍性大腸炎
DW18　急性糸球体腎炎《きゅうせいしきゅうたいじんえん》
DR4　若年性糖尿病
DR5　バセドウ病
DRW9　全身性エリテマトーデス（膠原病《こうげんびょう》）
DQW3　重症筋無力症《じゅうしょうきんむりょくしょう》
　　　全身性エリテマトーデス
　　　スギ花粉症
DRW1　長寿

ここにHLAの種類と病気との相関《そうかん》を示したわけだが、その病気になりやすいというだけのことであって、その相関には強いものもあり、弱いものもある。

少し前まで、八〇歳以上の人にDRW1のある人が多いという報告があったけれど、現在ではそのHLAがなくても、八〇歳を越える人が続出している。スギ花粉症で目が赤くなって涙ポロポロという人が、ビタミンAの投与でたちまち治った例を私は見ている。

ビタミンAは卵に含まれているので、花粉症の人は毎日卵を食べることだ。一日一個で症状が改善されない場合は、その人の必要量が多いということだから、食べる個数を増やしてやればよい。ほかにも、バター、タラ、エイなどの肝臓がビタミンAの供給源として挙げられる。

HLAの示す弱点が、栄養条件しだいで改善される場合のあることはたしかだ。このHLAは、大きな病院なら三万円程度の費用で調べてくれる。興味のある人は検査してみてはどうだろう。

栄養の主役はタンパク質

繰り返すが、メガビタミン主義という言葉は、ポーリングによってアメリカで作られた。だが、彼はビタミンだけを強調して、タンパク質の重要性については触れなかった。といっても、アメリカ人はよく肉を食べるからタンパク質は十分、という意識がある。だから、ポーリングもメガプロテイン主義を唱えなかったのではないかと思われる。

プロテインはタンパク質の英語であって、その意味は「第一のもの」ということだ。その文句を尊重したわけではないが、分子生物学の立場に立てば、やはりメガビタミン主義より前にメガプロテイン主義が来ることになる。

繰り返しになるが、分子生物学において、生体の活動がDNAの指令によることがあきらかになった。DNAは体の設計図のようなものであるということだが、その具体的な働きはというと、その設計図にしたがってアミノ酸を合成し、タンパク質を作るという作業である。

タンパク質は二〇種のアミノ酸が作る鎖のような物質である。だから、そのアミノ酸のどれかが欠けても、生体の機能に重大な影響を与えることになる。

このことを思えば、タンパク質の重要性は、いくら強調してもしすぎることはない。この事情は、もちろん脳も手足も共通である。

分子生物学を知る人は、けっして少なくないはずである。しかし、この学問がタンパク質の重要性を強調している点を、とかく安易に見逃されているのはどうしたことか。低タンパク食をやっていたら、どんなトラブルが起きても不思議はない。それが私の持論だ。

タンパク質不足では、まず遺伝子DNAの解読ができないではないか。これは万事休すということだ。

私がハーレル・キャップ女史にした、ビタミンCの必要量の個体差の説明を思い出してほしい。代謝における酵素とビタミン、ミネラルの親和力を採りあげたはずである。

代謝とは、生体がDNAの指令によって行なう化学反応のことだが、これは、まずDNAが解読されて酵素タンパクが作られ、これにビタミンやミネラルが結合して起こる現象である。

つまり代謝の主役は酵素タンパクであって、ビタミンやミネラルは協同因子という名の脇役となる。要するに、これはタンパク質の量が不足では、ビタミンやミネラルにも出番がない、ということだ。

さきにタンパク質は自動車におけるエンジンで、ビタミン、ミネラルはその働きを助けるオイルのようなものであるという類比を紹介したが、これで代謝における両者の関係が理解できると思う。

栄養学の大御所、香川綾《かがわあや》女史（一九九七年死去）の令息・靖雄《やすお》氏は自治医大名誉教授・女子栄養大副学長だが、雑誌「科学」に、タンパク質を摂りすぎている人は世界中にひとりもいない、と書いたことがある。世界中というからには、肉を多く食べるアメリカ人も同様ということだ。高タンパク食を実現することの困難さの証言と言えるだろう。

習慣的な食生活で、タンパク質を必要なだけ摂ることは不可能に近い。よって、私の分子栄養学でも、高タンパク食が栄養の第一の条件となっているのである。

無気力、無関心はタンパク質不足が原因

一九三五年、イギリス人医師ウィリアムスによって報告された西アフリカ植民地（現在のガーナ）での子どもの病気が、不適切な食事からくる欠乏症をあかるみに出した。

タンパク質不足の子どもには、知能が低く、毛髪が灰色または白くなり、むくみや湿疹《しっしん》ができ、いらいらして無感動、脂肪肝、胃腸障害を持ち、運動神経が鈍いうえに筋力低下があり、おまけに発育不足と、心身ともに不幸を抱える者がいた。それを「クワシオルコール」と名づけるのだが、ここに挙げた項目のうち、該当するものがひとつでもあったら、読者もタンパク質不足を疑ってみる必要があるだろう。

ここに並べたクワシオルコールの症状は、良質タンパクを十分に摂ることによって、解消の方向に向かわせることができる。

またタンパクの質がよくても量が少なければ、生命はその活動の規模を縮小する。生体はタンパク質なしでは一刻も生きられないのである。

アフリカの子どもでなくても、無関心、無気力、集中力低下、学習能力低下は、まれな現象ではないだろう。この対策の第一は、高タンパク質への転換である。

脳の含むタンパク質の量は、その乾燥重量の40%にのぼる。そして、その半交代期、つまり半分が新しいものに変換される期間は、二週間である。

脳の含むタンパク質の量は、七〇歳まではほぼ不変だそうだ。それからは減少の一途をたどるのだろうが、その主因はタンパク摂取量の減少ではないのか。老人にクワシオルコールの症状の断片が見えるのは、このためだと考えられる。

一日に必要なタンパク質は、体重の一〇〇〇分の一

われわれが一日に必要とするタンパク質は体重の一〇〇〇分の一である。しかも、それは良質のものでなくてはならない。

DNAの指令によって作られるタンパク質は、二〇種のアミノ酸で構成されている。その二〇種類のアミノ酸の中には、自前で作れるものと作れないものとがある。前者を「可

欠アミノ酸」と言い、後者を「不可欠アミノ酸」と言う。

たとえばチロシンという名のアミノ酸がある。それは脳以外の器官では可欠なのだが、脳の神経細胞であるニューロンにおいては不可欠なのだ。不可欠アミノ酸は、食品として摂らなければならないわけだから、これの不足はおおいに困る。

では、脳の栄養上の第一の問題はチロシンかというと、じつはそうではない。チロシンだけなら簡単だ。供給源として上位に置かれているのはタケノコだから、これに手を出せばいいわけだ。穫《と》りたてのタケノコには粉が吹いているが、あれはチロシンそのものである。

ここで私が言いたいのは、タンパク質の種類に注意せよということである。それを構成しているアミノ酸が、脳が必要としているものかどうかを見きわめなくてはならない。良質タンパクという言葉がある。反対語は非良質タンパクであって、悪質タンパクではない。

生体は毎日、体重の一〇〇〇分の一量の良質タンパクを要求すると述べた。体重五〇キロならば五〇グラムということだ。これは成人の場合であって、発育盛りの子どもや妊婦では、この五割増しということになっている。香川靖雄名誉教授も言うように、この条件を満たすような食生活を送ることは、特別な心がけなしには不可能だ。

では、良質タンパクとは何か。それは、体が要求する二〇種類のアミノ酸の量の比と同じ比率になった、アミノ酸を含むタンパク質のことだ。これを食べていれば、どのアミノ酸も過不足なく供給されるということになる。

このようなアミノ酸の比になったタンパク質を、良質タンパクと言う。別の表現にすれば、プロテインスコーア（現在の食事摂取基準では、「アミノ酸スコーア」が一般的。アミノ酸スコーアは、基準となるアミノ酸パターン＝評点パターンにより、評価する。その基礎にプロテインスコーアがある）一〇〇のタンパク質ということでもある。

半熟の卵が一〇〇点満点

プロテインスコーア一〇〇のタンパク質を持つ食品としては、「卵」と「シジミ」がある。卵にはコレステロールがあるから控えよ、と言う医者はバカのひとつ覚えとして無視するがいい。

コレステロールについてのまちがった常識は、ロシアのアニチコフという医学者によって作られた。彼は、ウサギに卵などの動物性の餌をやるという実験を行なった。彼がそのウサギの血液を取って調べたところ、コレステロール値が高かった。だが、子どもでも知っていることだが、ウサギは草食性の動物である。そこにコレステロールを含む卵を与えたのだから、血中コレステロールが増えてもなんの不思議もない。

このように、医者はときとして本質を無視した実験を行ない、とんでもない邪説を広めるから「クワバラ、クワバラ」である。

最近ではすっかり悪者扱いされているコレステロールだが、動物の細胞は、このコレステロールなしには作れない。また、このコレステロールは細胞膜の材料になるだけでなく、さまざまなホルモンの原料にもなる。

驚かれるかもしれないが、体が必要とするコレステロールはかなり多く、食物から摂れる量では半分にも満たない。足りない分は肝臓で作られているのである。このコレステロールを作る代謝の過程で活性酸素が発生する。

だから、コレステロールを含む食品を食べることは、肝臓の仕事を助けることにもなり、ひいては活性酸素の発生を抑《おさ》えることにもなるのである。警戒すべきは、コレステロールとともに摂取する脂肪によるカロリーオーバーのみである。

卵は遠慮せずに食べることだ。これほど安くて栄養価のある食品はほかにはない。ただ生の卵白には、ある種のビタミンの吸収を阻害する物質が含まれているので、卵白が不透明になる程度に加熱すること、つまり、半熟卵を食べることをおすすめする。生卵を食べる習慣はよろしくない。

さきにチロシンについて述べたことを気にする向きがおいでかもしれないが、プロテインスコーア一〇〇のタンパク質を摂っている人にとって、こんな話はよけいになる。どのアミノ酸もまにあっているはずだからだ。

ただ、卵には脂質なども含まれているから、卵一個から得られるタンパク質は六・五〜七グラムである。体重五〇キログラムの人は、五〇グラムの良質タンパクを摂る必要があるのだから、毎日七個も卵を食べなくてはならない計算になる。

だが、米にも肉や魚にもタンパク質は含まれているわけだから、なるべくプロテインスコーアの高い食品を組み合わせて、上手に必要量のタンパク質を摂取すべきだろう。

参考のために、ほかの食品についてのプロテインスコーアと、その食品を何グラム摂ればプロテインスコーア一〇〇のタンパク質が一〇グラム摂れるかをまとめた表を、87ページに載せておくので参考にしてほしい。

また粉末のプロテインも販売されているから、それを利用してもいい。これは水でもジュースでも好きなものに混ぜて飲めばいいが、同時にカルシウムも摂れるので、私は牛乳に混ぜることをおすすめする。

市販のプロテインには、そのプロテインのスコーアが記してあるはずだ。しかし、このスコーアが厳しすぎるというので、アミノ酸スコーアが広く用いられるようになった。

このアミノ酸スコーアは、たとえそれが一〇〇の食品でも極端な品物になると、プロテインスコーアが六〇しかないものもあるのが実情だ。しかも、困ったことにアミノ酸スコーアのことをプロテインスコーアと呼称してさしつかえないことになっているので、ぜひ気をつけたほうがいいだろう。

プロテインスコーアが一〇〇でないタンパク質を摂れば、アミノ酸の過不足が起こる。過剰なアミノ酸は、原則として腎臓で尿素に変えられてトイレに流れる。血液検査で尿素窒素とあるのがこれだ。この物質には毒性がある。

過剰なアミノ酸があるということは、ほかのアミノ酸が不足ということだ。だから、あるひとつのアミノ酸が不足ならば、あとの一九種は過剰ということになる。これが、腎臓での処分の対象になるわけだ。

私は自分の体の状態を、自分で開発した分子栄養学によって管理しようとしている。脳

良質のタンパク質が健康を作る

食品名	プロテインスコーア	必要量（g）	食品名	プロテインスコーア	必要量（g）
卵	100	79	すじこ	66	61
サンマ	96	52	サケ	66	58
イワシ	91	63	たらこ	64	60
マトン	90	68	うどん	56	687
豚肉	90	83	大豆	56	52
カジキ	89	48	納豆	55	110
アジ	89	56	ソラマメ	55	260
鳥肉	87	55	アワビ	54	79
イカ	86	68	高野どうふ	52	36
そば	85	357	とうふ	51	327
ロースハム	84	64	トウモロコシ	51	516
チーズ	83	48	ピーナッツ	48	81
牛肉	80	65	ジャガイモ	48	1097
牛乳	74	466	食パン	44	284
オートミール	74	100	みそ	44	162
エビ	73	86	サヤエンドウ	36	772
米飯	73	652	マッシュルーム	23	1175
カニ	72	69	シイタケ	18	3700
タコ	72	95	コーンフレークス	16	694

プロテインスコーア——食品に含まれるタンパクの「良質度」
必要量——良質タンパク10gの摂取に必要な食品量

の管理についてもである。

言うまでもないが、知覚の中枢は脳にある。したがって、栄養不足、もしくは栄養障害があれば、脳は敏感にそれを反映する。だから、タンパク質やビタミン・ミネラルに不足がないように努めている。

三種の神器──高タンパク・高ビタミン・スカベンジャー

私のまわりには分子栄養学を勉強して、それによって自分自身の健康を管理している仲間がたくさんいる。仲間といっても私は直接知らない人もいるが、中心になっているのは、さきにも述べた私の勉強会のメンバーだ。そこから口コミで、野火のように仲間の輪が広がりつつあると言っていいだろう。

この仲間は、ひとくちで言えば高タンパク・高ビタミン・スカベンジャーを軸とする新しい食文化の担《にな》い手ということになる。ビタミンについても、タンパク質についても、スカベンジャーについても、重要な情報が溢《あふ》れるほどある。

しかも、それは毎日のように追加されていく。怪しげな情報もあとを絶たずに現われてくる。いわゆる健康食品の評価・選択には、豊富な知識がいるのだ。

レッテルが同じなら実質も同じと受け取る人が少なくないが、ここに付け込んで程度の悪い品や、まったく無駄な品が流通しているのが実情と言っていい。ビタミンEの合成品の話や、プロテインスコーアの例のように、生体は体内に入った物質分子を厳しく選別する。ほんの少しの違いでも、まったく役に立たないということはザラにあるのである。

第二章　脳の活力は〝母親〟しだい

――極限まで脳の出力を高める方法

アルキメデスに「浮力」を発見させた入浴効果

ご存じのとおり、アルキメデスは古代ギリシアの賢者のひとりである。これは、わが国で言えば弥生《やよい》時代の話である。

シシリー島シラクサのヒエロン王は、金細工師に金塊を与えて王冠を作らせた。ところが、その冠《かんむり》に銀が混ぜてあるとの密告があった。王は、この点をあきらかにすることをアルキメデスに命じた。彼は、エジプトのアレキサンドリアで学んだ当代一《とうだいいち》の数学者であったからである。

この問題の虜《とりこ》になっていたアルキメデスは、ある日のこと浴場へ出かけて、浴槽の縁《ふち》までいっぱいの湯につかった。しばらくすると彼は、「ユーレカ、ユーレカ」と叫んで、素っ裸で浴槽を飛び出し、そのままの姿で家に戻ったという。誰もが知っている有名な話だが、ユーレカとは「発見した」という意味のギリシア語だ。

湯の中に王冠があったとしよう。それは沈むにきまっている。では、その王冠が湯でできていたとしよう。それはまわりと同じだから、沈みはしない。これは別の言い方で言えば、湯の王冠はまわりの湯に支えられているということである。

これをさらに拡げて考えると、王冠はそれが排除した湯の重さだけ軽くなっていることになる。湯の王冠が沈まないのは、排除された湯と王冠の重さが同じで、見かけ上の重さがゼロになっているからだ。これが、いわゆる「アルキメデスの浮力の原理」である。この大数学者が、われを忘れて裸のまま街に飛び出すほど有頂天《うちょうてん》になった発見は、これだった。

私の若いころの専門は物理学で、かつて小学校と中学校の理科の教科書をひとりで書いたことがある。一九五三年のことだ。

そのとき私は、浮力の計算法として、水中の物体に周囲の水が及ぼす圧力の計算の方法を示した。すると文部省（現文部科学省）から、そんなむずかしいことを教えるのはやめてくれ、という指導が来た。つくづく日本文化の底流に流れる後進性・保守性に直面し、あきれてものが言えなかった。

物理学とは「ものごと」の本質を解き明かす学問だ。むずかしい、むずかしくないなど関係はない。本質を教えずして、何ごとも進歩・上達するはずがないではないか。

それはともかく、アルキメデスは、この浮力の原理を利用して王の難題を解くことができたわけだが、私は、アルキメデスの頭が研ぎ澄まされたのは入浴の効果ではなかったか、と考えている。

風呂に入れば体が温まる。むろん脳も温まる。血液が温まれば、その粘度《ねんど》（粘り具合）も下がる。血管もいくぶんしなやかになるだろう。ということは、血行がよくなることを意味する。

風呂の中では、湯につかった部分が浮力の原理で水圧を受ける。その分だけ血圧が上がる。そうすれば、脳の毛細血管がごくわずかだが太くなるだろう。血行はますますよくなるはずだ。

脳の血行がよくなれば、酸素や栄養物質の供給が増え、化学反応の速度が大きくなる。つまり、頭の働きがよくなる。ここに書いたような事情が、アルキメデスの「ユーレカ」という叫びに繋《つな》がったのだ、と私は考える。

私は就寝前と起床後に一日二回風呂に入る。ゆっくり湯にひたってアイデアを練《ね》る。古代ギリシアの賢人たちには逍遥《しょうよう》学派と呼ばれる人がいて、散歩しながら哲学を考えたそうだが、歩く姿勢で考えるのは頭の位置が高いから、脳の血行はもっとも不利な条件におかれる。中間子《ちゅうかんし》の予言でノーベル物理学賞を得た湯川秀樹《ゆかわひでき》博士は、ベッドの中でアイデアを得たというが、頭の条件は立っているよりも横になっているほうがいいにきまっている。そう言えば、高名な数学者だった岡潔《おかきよし》奈良女子大名誉教授は、万年床の中で、いつも数学の難問を考えていたという。

だから、この原稿もベッドの上で寝転んで書いている——と言いたいところだが、残念ながら、それでは字が書きづらい。椅子に腰かけてテーブルに向かっているのである。

朝食を抜いて、医師国家試験に落ちた大学生

タンパク質の話のときに登場した自治医大の香川靖雄名誉教授が語ったことだが、自治医大の出身者で医師の国家試験を受けた人間を調べたところ、不合格だった受験者は、きまって朝食抜きの習慣の持ち主であった。

自治医大は全寮制である関係上、食事の管理がきちんとできる。右の事実がわかってからのち、同大学では朝食を重要視するようになり、医師国家試験の合格率は群を抜いてよくなったという。

さらに、同大学では一九七八年、七九年に、朝食を抜く学生と抜かない学生との成績の比較を行なった。両者の明瞭《めいりょう》な差異は、「栄養学雑誌38巻」（日本栄養改善学会）に見ることができる。

この現象も、脳の温度で説明がつく。その含まれる栄養に関係なく、食事をすれば体温

が上がる。そのピークは約一時間後に来て、約三時間後に元に戻る。これを「食物の特異動的作用」と言う。結局、朝食を摂って一時間後に試験会場に入るのがベストコンディションということになる。朝食抜きの人間が不合格だったと気づいたことは、おみごとと言うほかはない。

食物が口に入れば咀嚼《そしやく》が始まる。そこでは神経伝達もあり、筋肉収縮も起こる。そして消化酵素の生産もあり、分泌もある。さらに胃の筋肉の活動もあり、さらに数種類の消化酵素の生産もある。これらの物理的・化学的変化では、すべてエネルギーが消費されている。

一般にエネルギー消費は、必ずエネルギーのロスを伴うという大原則がある。たとえば電球のフィラメントに電流を流すと、その電気エネルギーは、けっしてすべてが光になるわけではない。エネルギーのロスは熱エネルギーの形をとる。だから電球は熱くなるのである。このエネルギーの損失が人体でも起きる。それが食物の特異動的作用なのだ。

食物の特異動的作用と呼ばれる体温変化は、それに並行する形で脳の温度変化を引き起こす。その結果、知的作業能力も変化するのである。その知的作業能力の向上は、医師の国家試験という難関が突破できるかできないかを分けるほど大きなものだったのである。

食後一時間が、脳の最高コンディション

頭の働きをよくするという点で、ビタミンCの投与と体温の上昇とは、同格のように見える。さて、そのように受け取ることは正しいのだろうか。

ビタミンCの投与は、それが関わる化学反応を促進するはずである。いっぽう、体温の上昇は脳に入る血液を温め、多くの化学反応の速度を上昇させる。

生体が、生命維持のために遺伝子の指令によって起こす化学反応を「代謝《たいしゃ》」と言う。私は今、ビタミンCの投与や食物の特異動的作用が頭に及ぼす変化を、代謝に結びつけて考えようとしているわけだ。

ビタミンCの関与する代謝が、なんであるかはわかっていないから、ここではその問題を伏せて、体温について考えてみたい。

代謝は「酵素」と呼ばれるタンパク質の媒介によって、体温のような低い温度で化学反応を実現する現象である。低い温度と言っても、この酵素反応の進行速度は温度によって異なり、それぞれに「至適温度《してきおんど》」が存在する。すなわち、温度が至適温度になったとき、代謝の進行速度は最高になるわけだ。

試験となれば、学生の脳はフル回転を強要される。脳の温度は酵素の至適温度であるこ

とが望ましい。朝食抜きの脳の温度は、それより低いはずである。朝食を摂っているならば、それが試験の始まる一時間前だとコンディションは最高ということになる。

平均的に見ると、脳の重量は体重の五〇分の一にすぎないのに、血液量は全量の六分の一、エネルギー消費量は全身の五分の一と驚くほど大きい。その出力は、二〇ないし二五ワットと言われている。

食物の特異動的作用について、医学での研究成果は少なくないが、私はこれを脳の出力増強と見たい。試験の場でものを言うのは脳の出力である。しかも試験で要求されるのは「集中力」である。いくらパワーが上がっても、いろんな雑念が浮かんでくるというのでは合格できない。

では、その集中とは何か。これは、脳の特定の部分を興奮させ、ほかのすべての部分を抑制することである。

興奮でも抑制でもエネルギーが消費される。結局、出力不十分では集中など不可能である。そこで、ここでは食物の特異動的作用が効果を発揮することになる。

この食物の作用は、前述のように食物の内容を問わない。むろん栄養が問題にならないはずはないだろうが、それについてはあとにゆずることとしたい。

頭はよくなったり悪くなったりする

「褐色脂肪細胞」というものがある。どこにあるかと言えば、両肩甲骨《けんこうこつ》の間にある。この細胞は、特別なミトコンドリアを持っている。ミトコンドリアとは、一言で言えば細胞のエネルギー発生器官である。エンジンで言えば排気量に相当すると考えれば、わかりやすいだろう。

さて、このミトコンドリアはどの細胞にもたくさんあるのだが、褐色脂肪細胞のミトコンドリアはほかの細胞のものと違って、ブドウ糖や脂肪酸などのエネルギー源を受け取ると、それをそっくり熱エネルギーに変えてしまう。

この発熱細胞は、赤ちゃんの場合は全身に分布しているが、だんだんに消滅して、大人になると、内臓のまわりと肩甲骨の間のものだけが残ることになる。

赤ん坊を抱くと温かいのはこのためだが、この肩甲骨の間にある褐色脂肪細胞は、脳へ行く血液を温める役割を担っているはずだというのが、三石理論研究所の半田節子女史の仮説である。

なるほど、そのように考えると納得がいく。

この発熱細胞の数は、多い人も少ない人もいることだろう。そして多い人の脳は、少ない人の脳よりよく働くことになるだろう。

それでは、体温を上げてやれば頭がよくなるのか。

それは半分当たっていて、半分はずれている。頭がからっぽでは、朝食をちゃんと摂ったからといって、試験の成績がいいはずはない。

では、勉強をすれば、それだけ頭がよくなると思っていいのだろうか。

車の出力を引合いに出して考えてみればわかりやすい。車は乗る人の人数が少なくて平らな道路を経済速度で走るとき、出力は小さい。そして、加速するときや坂を上るときには出力を大きくする。このとき燃料の消費は増えるが、エンジンそのものは同じだ。別にエンジンの性能がよくなったわけではない。

食物の特異動的作用もこれによく似ていると私は考えている。脳もこれと同じで、勉強をするというのはエンジンを高性能大排気量にするということだ。元が軽自動車並みのエンジンではいくら出力を上げても、限界がある。

体温上昇によって頭がよくなるというのも、限界があるわけだ。

断食一九時間で、人体はガス欠

つくづく思うのだが、生体というものは、まことに合目的的（合理的）にできている。糖尿病になると血糖値が高くなる。つまりブドウ糖の血中濃度が高くなる。これは、血中のブドウ糖がスムーズに組織に吸収されないからだ。吸収の案内役はインシュリンという名のホルモンで、糖尿病ではこれが不足するから、ブドウ糖は血中でうろうろしなければならなくなる。

ところが脳だけは例外で、インシュリンのごやっかいにならずにブドウ糖を受け入れるのである。これが生体のおもしろいところだ。

エネルギー源という言葉がある。人体の場合、これはブドウ糖と脂肪酸だ。筋肉では脂肪酸が主になるが、脳では原則としてブドウ糖に限られている。ただし、断食が一二時間続くと、ケトン体と呼ばれる脂肪の不完全燃焼物を作って、これをブドウ糖の代わりに使う。

朝食抜きで試験に臨む受験生の血中には、おそらくケトン体がかなりの濃度で存在しているのだろう。私たちは、一時間に五グラムずつのブドウ糖の補給がないとお手上げになる。だから肝臓が気をきかせて、脂肪酸を酸化してケトン体を作ってくれているのだ。このケトン体なら、ブドウ糖同様にインシュリンがなくても脳に吸収されるのである。

もともとブドウ糖はエネルギー代謝、つまりエネルギーを作る代謝において重要な役割を担うエネルギー源である。

したがって、これの供給が不足すると、エネルギー代謝は異常な経路をとるようになる。ケトン体もこの経路の産物である。だとすれば、食事の質や量によって、ケトン体が出てくるまでの時間が変動していいはずだ。ものの本によれば、一二時間から一九時間とある。一九時間も経てば、どんな食事をしても、血中ブドウ糖濃度が下がってしまうということだろう。

このあたりになると、ビタミンCの話がまた出てくる。今、ブドウ糖が血管から組織に吸収されると述べたが、ビタミンCはブドウ糖と一緒でなければ組織に吸収されないことが、わかった。

つまり「朝食は食べていないけれど、ビタミンCを摂ったから大丈夫」と思うのは、大きなまちがいということになる。

ところで、オウム真理教の麻原彰晃《あさはらしょうこう》は拘置中、いわゆるブタ箱の中で二日に一回しか食事を摂らなかったという。さきほども書いたように、脳の栄養は原則としてブドウ糖のみなのだが、これが不足すると、最後の食事から一二時間ないし一六時間後、血中にケトン体が現われる。おそらく麻原の血中には、ケトン体がたくさんあるはずだ。

どこまで信用できるかわからないが、ケトン体を使うと連想能力が高まると言われている。脳のメカニズムを考えると、連想というのは妄想に繋がりかねない。はたして、麻原が捕まる前から断食していたかどうかは知らないが、彼がハルマゲドンなどという妄想を抱いたのは、このケトン体と関係があるのかもしれない。

頭のよし悪しは母親ゆずり

われわれの脳は、親からもらったものであることにまちがいはない。ここで親というのは、父親のことだろうか。母親のことだろうか。

脳の出力ということを前に書いたが、じつは、これは母親ゆずりのものであって、父親との遺伝的関係はまずゼロだ。脳の出力ばかりでなく、筋肉の出力も心臓や肝臓や胃の出力も、生体のトータルとしての出力はすべて母親ゆずりである。そして、出力の配分はデタラメである。

反論が出そうだが、エネルギーレベルに限って言えば、このようになっているのだ。

筋肉の出力が人並み以上の人もあり、脳の出力が人並み以上の人もあるが、どこの出力が大きいか、これは母親ゆずりでなくデタラメである。デタラメという言葉の代わりにランダムと言えば、体裁がいいかもしれない。

人体はその最盛期（二〇歳ごろ）には六〇兆個の細胞を持つと言われるが、元をさぐればば出発点はたった一個の、受精卵と呼ばれる細胞である。これが分裂を繰り返して増殖するのだが、ここに、まことにデリケートな問題が存在するのである。

というのも、人に限らず、生物は父と母から受け継いだDNA、つまり遺伝子の暗号情報によって作られるのだが、例外的な存在がある。それは、細胞の中にあるエネルギー発生装置、つまりミトコンドリアである。

ミトコンドリアはソーセージの形をした小さな器官で、その数は平均して細胞一個あたり一〇〇〇個と言われる。肝臓の細胞ともなれば、これが五、六〇〇〇個にのぼるそうだ。

よく知られているように、遺伝というのは父親と母親の遺伝情報が掛け合わされて、子どもに渡される。具体的に言えば、精子と卵子にそれぞれDNAが入っていて、これらが結合して受精卵となる。

ところがミトコンドリアだけが母親ゆずりであるのは、なぜか。これは精子のミトコンドリアが精子本体ではなく、その尻尾《しっぽ》の付け根に納まっているからなのだ。

父親のほうのミトコンドリアは、受精のとき、精子が泳ぐエネルギーを作るのが役目で、受精してしまえば尻尾ごと切り離されてしまう。だから、受精卵の中には母親のミトコンドリアしか存在しないのである。

さきほども述べたように、ミトコンドリアとは細胞の発電所であり、生体の中で使われるエネルギーを作る器官である。ミトコンドリアは筋肉細胞の中にも、脳細胞の中にもあって、それはすべて母親からゆずられたものである。

さて、ここで問題になってくるのは、そのミトコンドリアの「性能」である。万人が万人、みな同じミトコンドリアを持っていればいいが、そんなことはない。エンジンにたとえるなら、高出力のものもあり、低出力のものもある。これは別の言い方をすれば、ミトコンドリアのエネルギー生産効率の違いということである。

ＤＮＡは超能力を許さない

頭の働きを問題にする場合、そのすべての神経細胞（ニューロン）が高出力のミトコンドリアを揃えているのか、低出力のミトコンドリアを抱え込んでいるのかは大きな問題である。だが、恐れることはない。たとえ低出力ミトコンドリアであっても、大多数の人は問題にならないと考えることができる。それは、こういう理由からだ。

フランスの老化研究所での調査によれば、どんな人も、新皮質のニューロンの利用率は20％にすぎないという。

このデータについて、世の中には「80％の眠っている脳を起こせば、人間の能力が飛躍的に高まる」とか、「眠っている部分の中に、超能力が潜《ひそ》んでいる」と講釈《こうしゃく》を垂《た》れる人がいる。

しかし、そんなことは考えられない。何度も述べてきたことだが、生体というのは驚くほど合目的的、合理的にできている。脳の中に潜在能力が眠っているとすれば、「なぜ、なんのために眠っていなければならないのか」の理由があらねばならぬ。

これについて明確な答えを出さずに、眠っていると騒ぐのは、私の目から見ればインチキ同然である。

では、私の解釈は何か。そのカギがミトコンドリアの効率である。

第一章でも述べたことだが、人間というのはよほどの器質的、機能的障害がない限り、みんな同じように言葉が話せる。脳の神経細胞であるニューロンの出力にバラツキがあっても、言語能力に違いが出ないのは、脳全体のパワーに「遊び」があるからだ。余裕と言ってもいい。それが、80％が眠っているという意味なのである。

私の考えでは、同じひとりの人間の細胞であっても、細胞ごとにミトコンドリアの性能にバラツキがあるはずだ。みんながみんなきれいに揃っているということはない。細胞分裂の過程で悪いミトコンドリアばかり集まった細胞もあれば、高出力揃いのものもあるはずだ。

これがもし、脳細胞が100％使われていたとすれば、どんなことになっていただろう。おそらく、低出力のニューロンの多い人は、けっして高出力のニューロン揃いの人には、かなわないことだろう。ミトコンドリアの出力の総和が、頭の働きに反映することになるからだ。

ところが、現実には脳細胞は20％しか使われていない。ということは、仮に低出力のニューロンが80％あってもだいじょうぶということになる。成績のいいものを上位20％どうしで比較するのだから、そう違いは表面化しないだろう。これが老化研究所のデータの意味するところだ。

要するに、飛び抜けて出力の大きい脳の持ち主はいない、と考えるのが正しい。結局、頭のよし悪しがあるとすれば、それを栄養条件に還元することが可能なのだ。そこに脳の血液循環の条件が加わるだけのことである。地震のような天変地異の予言をする自称超能力者がいないではないが、それは異常な脳の持ち主であるにすぎない。

つまり、人間のDNAは超能力を許さないのである。

脳のエネルギー源はブドウ糖

できの悪いミトコンドリア、低出力のニューロンとはどんなものか。その疑問に答えることにしよう。それにはまず、ミトコンドリアがエネルギーを作るメカニズムについてのアウトラインを描く必要がある。

脳のエネルギー源はブドウ糖だ。ニューロンのミトコンドリアがブドウ糖をエネルギーに変える。ブドウ糖に火を点《つ》ければ、それは燃えて熱エネルギーを出す。これは簡単な実験によって見ることができるけれど、ミトコンドリアでの化学反応は、そんなに単純なものではない。水素に火を点ければ猛烈な勢いで燃焼が起き、熱と水が発生する。ミトコンドリアは、この方法をおだやかに行なってエネルギーを作る装置なのだ。具体的にはミトコンドリアは、ブドウ糖を使ってエネルギー物質ＡＴＰ（アデノシン三リン酸）というものを作るのである。

エネルギー物質ＡＴＰを作るプロセスは、二段階に分かれている。第一段階は、クレブスサイクルまたはクエン酸回路と呼ばれる代謝回路である。ここではブドウ糖が酸化（燃焼）され、ＡＴＰと高エネルギーの水素原子が作られる。

水素原子は、原子核とそのまわりを回る一個の電子とからできているわけだが、この高エネルギー水素原子では、電子と原子核とがバラバラに分かれている。この電子はとても大きなエネルギーを持っていて、そのエネルギーは、ミトコンドリアでＡＴＰを作る第二段階で用いられる。第二段階の代謝系は、電子伝達系と呼ばれる。このとき、高エネルギーの電子を受け取るものはユビキノンである。

ユビキノンはビタミンに準ずる物質であって、コエンザイムＱとも呼ばれる。この物質は、肝臓でコレステロールを合成するとき副産物として作られる物質だから、普通の健康状態なら、なかなか不足はしない。

電子伝達系はきわめて複雑である。そこには四個の複合体が並んでいる。複合体Ⅰから複合体Ⅳまであるのだが、それがみんな違った構造物なのだ。どれもが複数個のタンパク質分子の集合体である。

電子伝達系に入った電子は、その大量のエネルギーを次々に複合体に渡してエネルギーを失い、最終的には、第一段階の代謝で発生した水素の原子核（水素イオン）と合体して普通の水素原子となり、さらに酸素と反応してただの水となる。

結局、ブドウ糖から発生したエネルギーは、電子伝達系を複合体から複合体へとジャンプする電子によって、複合体に渡される。そしてそれぞれの複合体は、受け取ったエネルギーをATPの形にするということだ。

ミトコンドリアで水素が燃えて水になるまでには、こんなややこしい手続きがいるのだ。生体内の自然現象とはまことにデリケートだ、ということを思い知らされるではないか。

同じ食事をしても、「燃費《ねんぴ》」が悪い人がいる

ここまでくると、低出力ミトコンドリアの存在、したがって低出力ニューロンの存在について考えることができる。

電子伝達系の複合体は四個あるが、そのどれもが故障しやすいという弱点を持ってい

エネルギー発生器官・ミトコンドリア

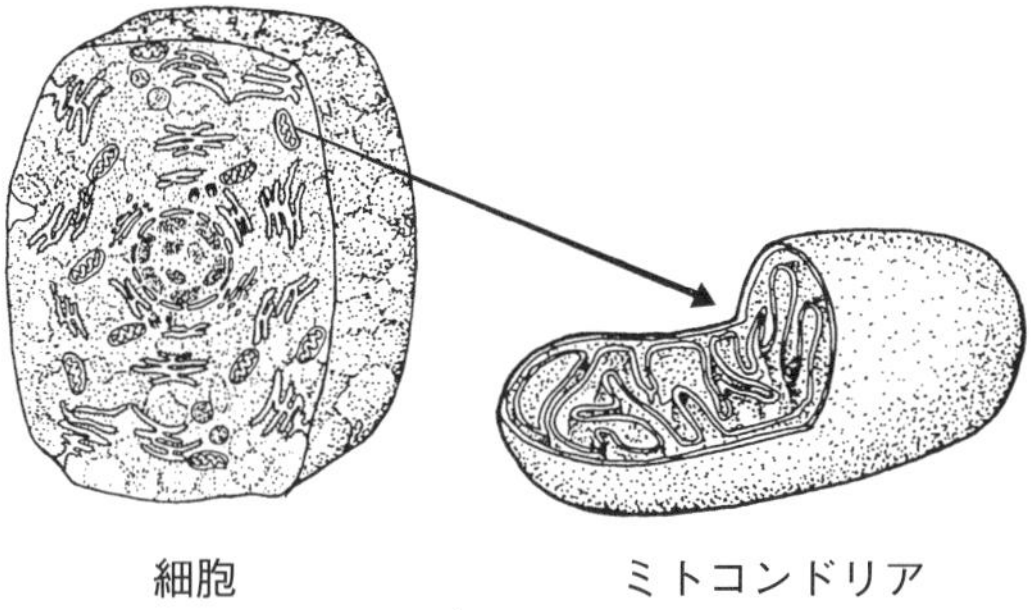

ミトコンドリアのATP合成メカニズム

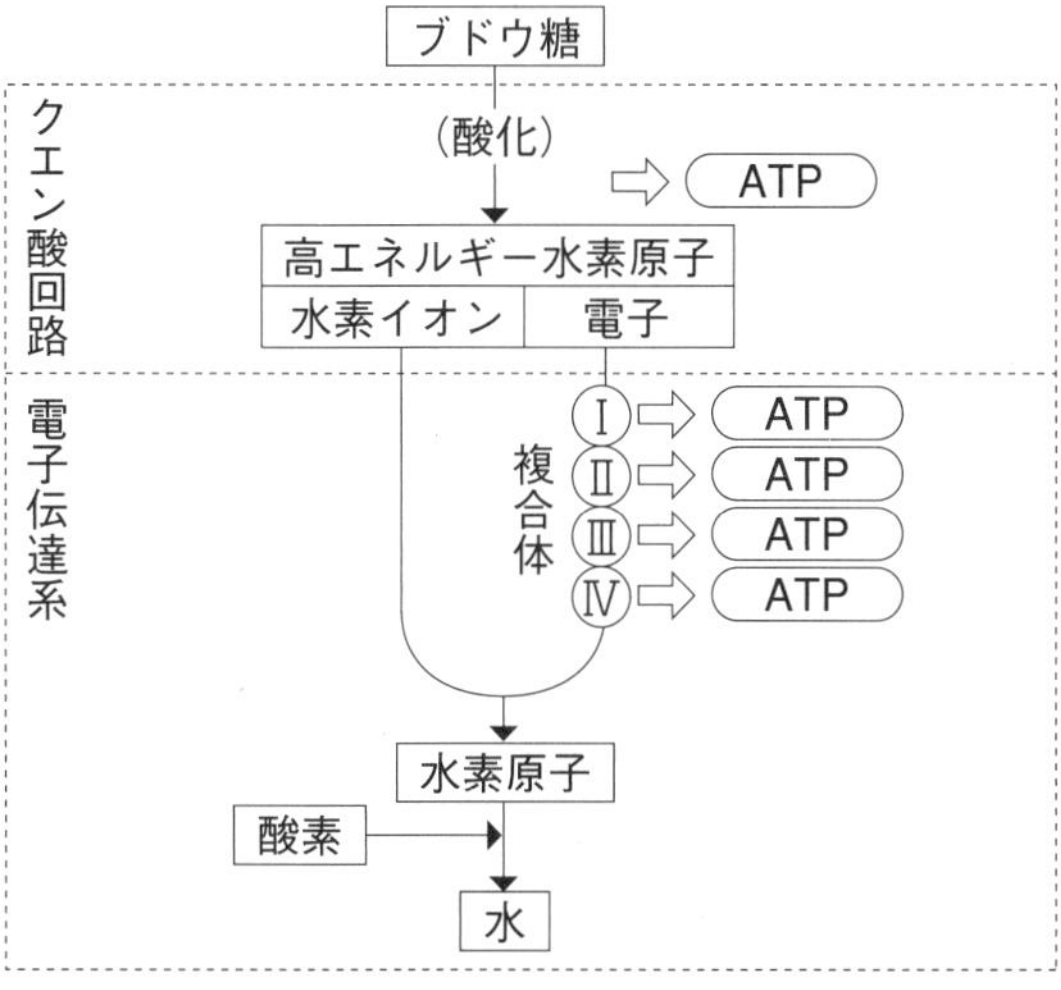

る。その一個が故障したぐらいだと、電子にそこをパスさせる方法がないではないが、もちろん、その出力は落ちる。二個も故障したら、ATPを作ることも困難になる。そう考えれば、低出力のニューロンがありうることは十分に想像できるではないか。

「基礎代謝」と呼ばれる概念がある。これは、安静にして仕事をしない状態でのエネルギー消費量のことだ。二〇歳代の男女の基礎代謝量は、体重一キログラムあたり毎時一キロカロリー前後である。体重五〇キロなら五〇×二四で、一日一二〇〇キロカロリーあたりと思っていい。

だが実際に統計を取ってみると、個体差が20％もある。これについての私の解釈では、ミトコンドリアの総数と低出力ミトコンドリアの割合とのふたつに問題があるとしたい。

低出力のミトコンドリアは、シリンダーが磨耗《まもう》したエンジンのようなものであって、ガソリンを食っても出力が不十分ということであろう。

もしそうであるなら、低出力ミトコンドリアを多く抱える細胞は、エネルギー源の消費量が大きく、基礎代謝を押し上げることになる。つまりエンジンで言うなら、「燃費が悪い」ということである。

低出力ミトコンドリアが多く、燃費が悪いということは別の面でも困ったことを引き起こす。例の電子伝達系のいくつかが働いていないために、迷子になる高エネルギー電子が増え、それが酸素と結合して、それを活性化するはずだからである。

ミトコンドリアの研究はまだ積み残しが多く、未知の問題は多いが、複合体がすっかり壊れたものは色が赤くなっているという。これは、複合体に含まれて電子の授受を受け持つ鉄が酸化したためであろう。このとき鉄を酸化させたものは、例の活性酸素である。

ミトコンドリアに供給される酸素は、繰り返し指摘したとおり、正常な状態でも最低その2％が活性化される。酸素の2％はＡＴＰの生産に使われないで、傷害作用を発揮する活性酸素に変身するのである。

低出力のミトコンドリアは、活性酸素をさらに多く発生しかねない。このことは、あとで述べる老化の問題とも関係するので、ぜひ心に留めておいてほしい。

一日のエネルギー消費量は体重よりも多い

化学反応とは、物質の分子にほかの分子を結合させるとか、物質の分子をふたつに分けるとかを内容とする物質変化のことだ。このような変化を起こすのには、エネルギーが不可欠だ。

たとえば、魚油からマーガリンやショートニングを作るのには、密閉した容器に魚油と水素とを閉じ込め、温度を上げて圧力を加える。熱も圧力もエネルギーなのだから、ここでは、脂肪酸分子が水素分子と結合するのにエネルギーの要求があった、ということになる。

さて、このときニッケルの粉末を加えると、温度や圧力の値を低く抑えることができる。この場合のようなニッケルの働きを「触媒作用《しょくばいさよう》」と言う。ニッケルによってエネルギーが節約されたわけだ。といっても、ニッケルがあればそれだけでエネルギーなしに反応が進むというわけではない。

一般的に言えば、化学反応にはエネルギーを要求するものと放出するものとがある。いずれにしても、エネルギー抜きで、ことは運ばない。そして、エネルギーは、熱エネルギーとか、力学的エネルギーとか、化学的エネルギーとかいろいろな形態があって、それが相互に変換するということだ。

脂肪酸と水素とを結合させてマーガリンを作るためには、力学的エネルギーと熱エネルギーとが必要とされる。そのエネルギーは、脂肪酸と水素との結合エネルギー、つまり化学的エネルギーに変換したわけだ。

マーガリンは分類すれば、「硬化油」というジャンルに入る。この硬化油の化学エネルギーは、それが人間の口から入って筋肉へ行けば、そこのミトコンドリアでATPになる。そして筋肉の力学的エネルギーになる。

さきほど、ブドウ糖を使ってミトコンドリアがATPを作ると言ったが、脳や精巣を除く細胞中のミトコンドリアは脂肪酸からもATPを作る。そして、ATPを作るときに発生したエネルギーのロスが熱エネルギーになる。これが、例の食物の特異動的作用と呼ばれるものだ。

くどいようだが、生体の要求するエネルギーはATPの形に限られている。ATPはアデノシンという物質にリン酸が三つ結合した形の化合物である。ATPが利用されるとき、すなわち化学エネルギーを放出するときには、リン酸がひとつはずれてアデノシン二リン酸（ADP）になってしまう。ATPは、ADPよりよけいに化学エネルギーを持っている。それで、ATPがADPになればエネルギーが放出されるのである。

生体はすべてのエネルギーを、この化学反応から手に入れている。だから人間が一日に消費するATPの量は莫大なもので、成人の平均で六七キログラムと言われている。このATPの量が体重より多い人もいるだろう。

ところで、さきほど脂肪酸に水素を添加して硬化油を作るとき、ニッケルの触媒を利用すると書いた。われわれ生物の体内では、代謝という名の化学反応が起きているが、そこでは省エネのために触媒が使われている。酵素とはその触媒のことである。だから、酵素のことを生触媒《せいしょくばい》と言うこともできる。

ついでにビタミンCに触れておく。脂肪酸はご存じのとおりエネルギー源だが、これをミトコンドリアに搬入《はんにゅう》するときには、アミノ酸から作られるカルニチンの助けを借りなければならない。そのカルニチンを作るのにビタミンCがいるのだ。

ビタミンCが、じつにいろいろなところで働いていることはすでに何度も述べているが、脂肪酸を分解するためにも欠かすことができないのだ。だからこそ、多くの動物はビタミンCを自家生産するのである。

酸素が切れると、人は一〇秒で失神する

ミトコンドリア以外の生体のエネルギー生産システムを「解糖系《かいとうけい》」と言う。解糖系では酸素がいらない代わりに、ブドウ糖一分子からＡＴＰを二分子しか作れない。このときの副産物は乳酸と二酸化炭素である。

解糖系はひとつの酵素系であって、ほとんどすべての細胞にあるけれど、脳には存在しない。脳が酸欠に弱いのは、酸素なしでＡＴＰを作ることができないからである。酸素が切れると、一〇秒で失神するほど、脳では酸素が大切なのだ。だが、ミトコンドリアの電子伝達系はブドウ糖一分子から三六分子のＡＴＰを作る。この高効率が、脳の活動にとって有利な条件なのだ。

呼吸によって摂り込まれた酸素の行く先は、主としてミトコンドリアだが、脳へはその20％が分配される。というのも、脳がミトコンドリアによるＡＴＰ生産に頼っているからにほかならない。

そして前に述べたが、酸素は放っておいても、その最低２％が活性酸素になるのだから、脳が活性酸素の害を受けやすい器官だということである。

その具体例としてパーキンソン病を挙げることができるだろう。これは中年以降に発症し、ゆっくり進行する病気だが、その象徴的な症状は「仮面顔貌《かめんがんぼう》」である。お面のように表情の変化がない顔ということだ。その他の症状としては手足の震《ふる》えがある。

パーキンソン病もアルツハイマー病も、おそらく活性酸素が要因になっているのだろう。

この本は脳をテーマにしたものだから、こういう専門的な話に踏み込まざるをえないのだが、結論だけを簡潔に言えば、脳に限らず、あらゆる細胞のミトコンドリアは活性酸素の恐怖にさらされているのだ。ミトコンドリアが酸素を使う以上、活性酸素の恐怖からは逃げられない。

それは、何より先に電子伝達系の組織がやられるということだし、そうやって組織のメンバーのひとりでも欠けてしまえば、さきにも述べたように活性酸素がさらに生まれやすくなる。この悪循環は、なんとしても断たねばならないのである。

「遺伝子」という名の生体設計図

ミトコンドリアが活性酸素によって害を受けると書いたけれども、これはもっと具体的に言えば、活性酸素が電子伝達系の回路を破壊するばかりでなく、ミトコンドリアのDNAをも壊してしまうのである。じつは、活性酸素の本当の恐ろしさは、このDNAを傷つけてしまう点にあるのである。

生体の大原則は、絶えず自分を新しくするということだ。細胞を家屋にたとえれば、屋根も柱も壁もテーブルも椅子も、休みなしに新しいものと変換する必要があるということだ。これを「代謝回転」と言う。そして、その半分を交換し終えるのに要する時間を「半交代期」と言う。

表皮や消化管壁の細胞となると、部分的交換をするのではなく、古い細胞をまるごと捨てて新品と交換する。これを「細胞回転」と呼ぶ。そして、その半数を交換し終えるのに要する時間を「半交代期」と言う。

どちらの半交代期も組織ごとに異なっている。脳の神経細胞、つまりニューロンは細胞回転をしない。消化管壁の組織は細胞回転をするが、その半交代期は短くて一日か二日である。脳細胞のタンパク質の代謝回転の半交代期は、二週間だという。

代謝回転でも細胞回転でも、交換用の部品は新しく作らなければならないわけだ。その作業は設計図に従うのがきまりである。ちゃんとした設計図があるからこそ、元どおりの新品ができるわけだ。

この設計図の正式の名前は「遺伝子」である。この遺伝子は、DNAと呼ばれる縄梯子《なわばしご》の形をした長い紐《ひも》のような分子の中に入っている。梯子に足をかけるステップがあるように、DNAにもステップがあり、その数は驚くなかれ三〇億だ。

それが二重の螺旋《らせん》を作ってひとつの細胞に納まっているのだから、DNAの長さは、なんと二メートル近くもあるのだ。そしてそのおよそ5％、つまり一〇センチほどの部分が遺伝情報を担っている。この部分が遺伝子の実体を担っているわけだ。

DNAの遺伝情報を受け持つ部分を「エクソン」と言い、それ以外の部分を「イントロン」と言う。重要なのはもちろんエクソンである。エクソンが傷《いた》むようなことがあれば、設計図が狂ってしまう。といっても心配することはない。そのときはちゃんと修復が行なわれるのだ。その場面で利用されるのがイントロンである。といっても、これは布のつぎはぎのような作業であって、100％うまくいくとは限らない。

これだけの前置きをしたうえで、ミトコンドリアの話に戻ることとしよう。

高齢出産が不利なのは、ミトコンドリアの問題

ミトコンドリアの電子伝達系は、四個の複合体から構成されているということは、さきにも述べた。それらは、それぞれタンパク質でできているのだが、どれもが数個のタンパク質で組み立てられるからこそ、複合体と呼ばれることになる。そして、その単位のひとつひとつの設計図はDNAにあるわけだ。

ところが、ここでややこしいことに、そのDNAは、細胞核の中とミトコンドリアの中

とに分かれて存在している。これを核内DNAとミトコンドリアDNAとに区別して呼ぶことになっている。このふたつは別ものなのだ。

なぜ、細胞核の中のDNAからミトコンドリアが作られないのか。これは、まだ解明されていない謎である。一説には、ミトコンドリアはもともと別の生物であって、それが動物細胞の中に寄生してしまったのだという。なるほど、これならミトコンドリアが自分自身のDNAを持っていても不思議ではない。

さきほど、DNAの5%がエクソンだと言ったが、これは核内DNAの話だ。これに対して、ミトコンドリアDNAではエクソンが99・8%を占めている。ということは、修復に使える部分が0・2%しかないということだ。しかも、核内DNAの三〇億に対し、このミトコンドリアDNAにはステップが五〇〇程度しかない。これではミトコンドリアDNAが傷んだら、ほとんど修復がきかないことになる。これがミトコンドリアの泣きどころなのだ。

活性酸素がミトコンドリアで発生することは、すでに述べたところである。だが、それだけではない。ストレスがあっても、細菌やウイルスの感染があっても、喜怒哀楽などの情動があっても、医者の薬や汚染物質があっても、放射線や紫外線の被曝《ひばく》があっても、それは発生する。

だが、四六時中《しろくじちゅう》まちがいなしに活性酸素を発生しているのはミトコンドリアだと言っていい。ミトコンドリアがサボタージュをすれば、ATPが作れないから人間は生きていけない。ATPを作るには酸素が不可欠だ。だからミトコンドリアは、絶えず酸素と付き合わなければならない。

加齢とともに低出力ミトコンドリアの数が増加するという法則は、この事実から来ている。ミトコンドリアDNAは絶えず活性酸素につけねらわれているのに、それが傷害を受けても修復がきかないからだ。

高齢出産が不利なことはよく知られているが、近ごろ、その説明がミトコンドリアに結びつけてされるようになった。中年になると、男性も女性も低出力ミトコンドリアの数が増える。

ところが前にも書いたように、精子のミトコンドリアはその尻尾についているため、受精のとき切り捨てられる。受精卵のミトコンドリアについて男性は責任を持たない。さきに述べたように、生まれた子の低出力ミトコンドリアは、母親からの贈りものということだ。

高齢出産をする女性の卵子の中に、低出力ミトコンドリアがある確率は高い。そのミトコンドリアがそのまま子どもに受け継がれれば、さまざまな不都合を生じかねない。

受精卵から人間ができるまでのメカニズム

もう少し、この高齢出産の話を続けたい。低出力のミトコンドリアを受け継ぐというのは何を意味するのか、ということである。

ご存じのとおり、父親の精子と母親の卵子がうまく結合すると受精卵になる。この受精卵が成長して、胎児になるためのエネルギーは母親ゆずりのミトコンドリアから作られる。その第一段階は「卵割《らんかつ》」である。一個の卵がふたつに割れて二個になり、それぞれがまたふたつに割れて四個になり、という作業がしばらく続く。卵細胞が分裂増殖を繰り返すわけである。このとき、分割を重ねても、卵全体の大きさはほとんど元のままである。だから、分裂増殖のたびに細胞は小さくなっていくことになる。

小さくなっても細胞は細胞だから、それぞれが核を持ち、またミトコンドリアを持っている。分裂のたびに核はふたつになり、ミトコンドリアの数も二倍になるはずだ。

ここでミトコンドリアの数が二倍になる、としたのは私の独断だ。私は実験室の研究者ではないから、他人の研究の成果に基づいて仮説を提出する立場にある。格好をつけるときには、そういう立場の人間を総合者と呼ぶようだ。総合者は想像者でもある。想像者はすでに知られている事実は重んじるけれども、未知の領域では勝手なことを想像し、仮説を立てる。

私が、分裂のたびにミトコンドリアが複製されるとしたのは、卵割をすませたあとの細胞も、一人前の数のミトコンドリアを持っているだろうと考えるからである。

ところで、卵割をすませた細胞群は、核を持ちミトコンドリアを持つ点で同等であるばかりでなく、機能の点でも同等である。われわれの体では、皮膚細胞と神経細胞とでは機能が違う。このように機能に違いができることを「分化《ぶんか》」と言う。分化は卵割が終了してから始まる。

卵割を終えた細胞群は、ゴムまりのような形になっている。つまり、中空の球形になるということだ。これを「胞胚《ほうはい》」と言い、その中空の部分を「卵割腔《らんかっこう》」と呼ぶ。

ゴムまりは、空気が抜ければへこむ。それと同じように、この細胞のゴムまりもだんだんしぼむ。そして、へこみがだんだんにひどくなる。この窪《くぼ》みを「原腸《げんちょう》」と言う。これは、あとで腸になる部分だ。

ミトコンドリア分配を左右する卵の分化

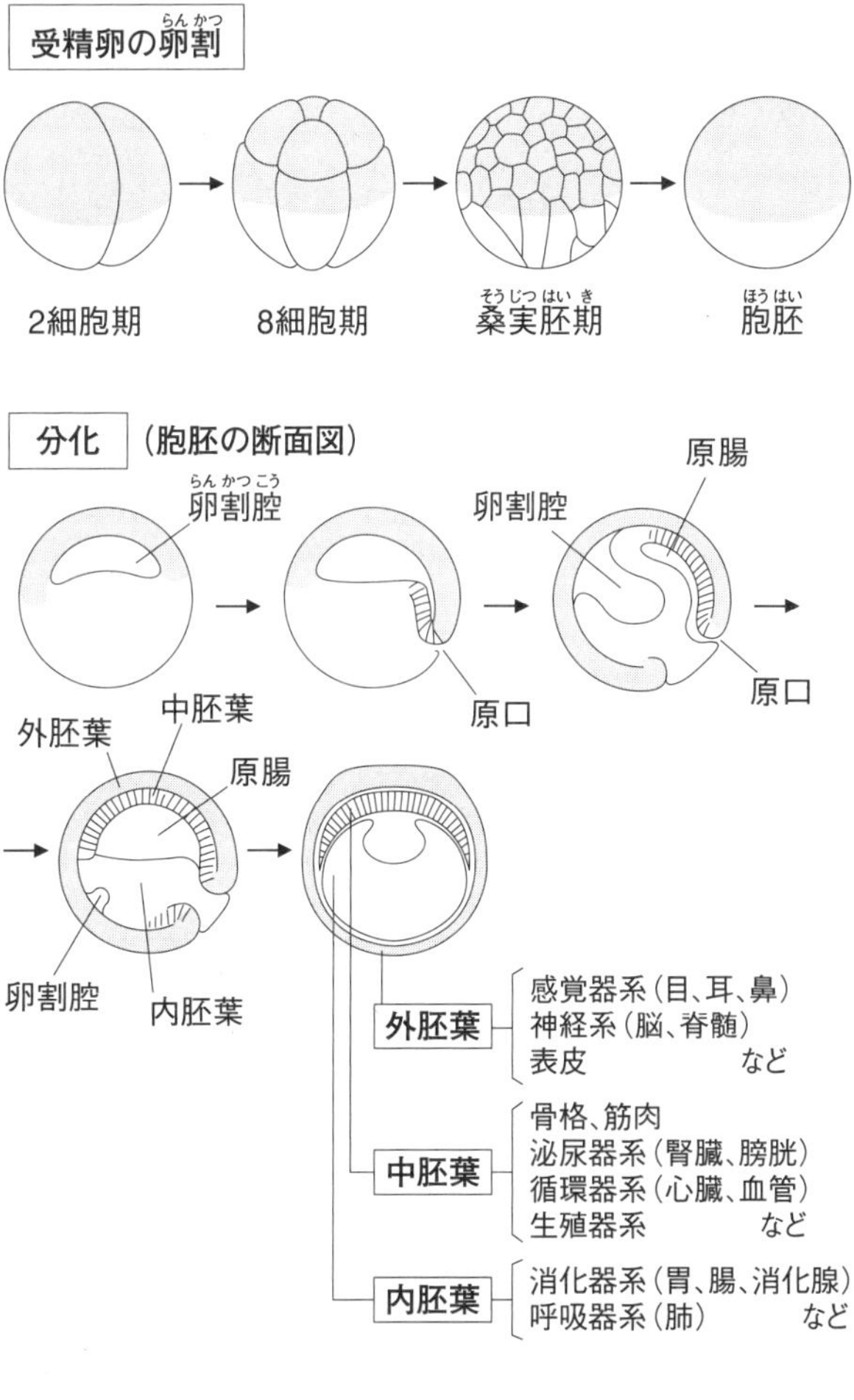

これが進んでいくと、空気がすっかり抜けたゴムまりのように、中空の部分がなくなり、ゴムの皮がくっついた状態になる。ただ、ゴムまりと違って窪みの部分は口が狭くなってしまう。これを「原口《げんこう》」と言う。あとで口になる部分だ。このとき、皮の外側になった部分を「外胚葉《がいはいよう》」と言い、内側になった部分を「内胚葉《ないはいよう》」と言う。

この次の段階になると、全体の形がだいぶ複雑になって、外胚葉と内胚葉との間に「中胚葉《ちゅうはいよう》」と呼ぶ部分が挟《はさ》み込まれる。かくして、しだいに細胞の役割の差別化が進んでいくわけだ。

現代の研究でわかっていることは、内胚葉からは胃、腸、肺、消化腺などができ、中胚葉からは心臓、血管、腎臓、性器、筋肉、骨格などができ、外胚葉からは脳、脊髄《せきずい》などの神経系や表皮などができる、ということだ。だが、肝心のミトコンドリアはどうなるのか。ここには研究者もまだ手が回っていない。

体質の違いはこうして生まれる

想像者の世界は、ここからまた始まる。問題はミトコンドリアである。

そこには、すでに電子伝達系があったはずだ。その複合体のチームが揃って健在か、それとも故障者がどこかにいるかなどによって出力に差が出てくる。簡単にするために、高出力、中出力、低出力、ゼロ出力と段階を分けることとする。

高出力とは、故障者のない場合だ。ゼロ出力は、四個の複合体のすべてが故障者である場合としていいだろう。中出力とは、複合体のどれか一個が故障者である場合だ。もしも四個の複合体のうち二個に故障があったら、現実には出力がゼロになるのかもしれないが、それを、ここでは低出力と呼ぶことにする。

そこで卵割の第一段階に戻るのだが、受精卵のミトコンドリアの中にゼロ出力のものが一個あったとしよう。ミトコンドリアも分裂増殖すると仮定しての話だが、分裂するにもエネルギーがいるのだから、ゼロ出力ミトコンドリアは分裂できない。だから、これはどちらかの細胞に納まる。そこで、分裂でできたふたつの細胞のうち、そのどちらかには一個のゼロ出力があるということになる。しかし、ミトコンドリア数を細胞一個あたり一〇〇〇個とすれば、たった一個が問題になる恐れはまったくないと言っていいだろう。

残るは中出力と低出力の場合だ。中出力ならば分裂可能、低出力ならば分裂の可能性はゼロではない、と仮定する。その仮説が正しいとすれば、中出力や低出力のミトコンドリアが卵子にあれば、細胞に、中出力や低出力のミトコンドリアが存在しうることになる。

しかも、問題なのは中・低出力ミトコンドリアが各細胞に同じ割合で分配されるわけではないという点である。細胞分裂の際の配分のしかたによっては、最悪の場合、すべてが非高出力ミトコンドリアの細胞ができる可能性があるのだ。

話を簡単にするため、129ページの図ではひとつの細胞内にミトコンドリア六個があると仮定した。そのうちの一個が非高出力のものだったら、どうなるだろうか。

この細胞がふたつに分かれるとき、ミトコンドリアも分裂するわけだから、分裂して一〇個の高出力と、二個の非高出力ミトコンドリアができる。このふたつの非高出力ミトコンドリアがそれぞれ別の細胞に行ってくれれば問題はないが、ふたつともいっぽうの細胞に行く可能性だってある。そうなると、分裂した細胞の中にふたつの問題児と四つの優良児がいることになる。

さらに、この細胞が分裂する。すると今度は一二個のミトコンドリア中、四個の非高出力ミトコンドリアが存在する。これが最悪の場合、四つともかたいっぽうの細胞に行くことだって起こりうる。すると三代目の細胞のうち、六分の四が非高出力のミトコンドリアになる。

このように、一個でも中出力、低出力のミトコンドリアが細胞中にあれば、それが分裂

なぜ、低出力ミトコンドリアが集まるのか

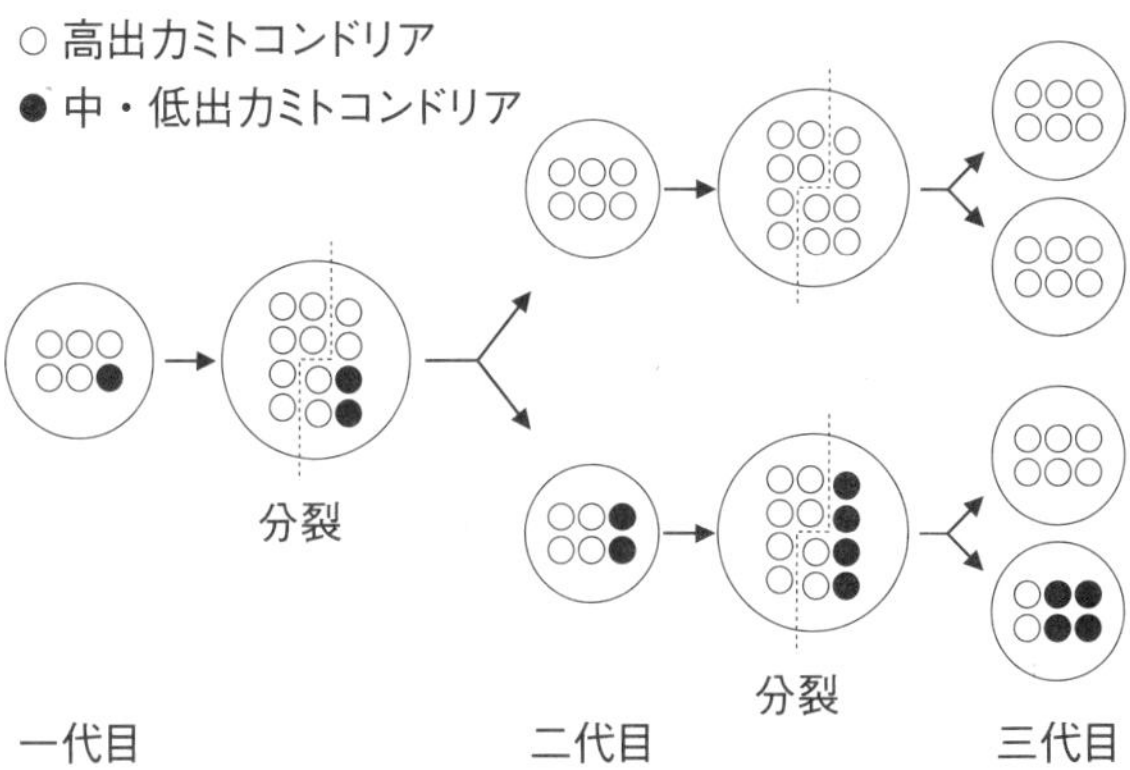

を重ねていくうちに、低出力ばかりのミトコンドリアが集まった細胞を作る可能性があるということになる。

この効率の悪いミトコンドリアを多く抱える細胞が、外胚葉へ行くか、中胚葉へ行くか、または内胚葉へ行くかによって、その人の出力配分の特性がきまるというのが私の説だ。

内胚葉へそれが行けば、呼吸器や胃腸の活性が低く、中胚葉へ行けば、循環系や排出系や性機能や運動機能が低く、外胚葉へ行けば、神経系や皮膚が弱いということになる。

このことをさらに拡げて考えれば、母親が頭がいいからといって、必ず子どもも頭

がよくなるわけではないし、母親の運動能力が高ければ子も運動能力が高くなる、という単純なものではないこともわかるだろう。

この世の現象には、必ず例外が存在する。

だが、総体として観察すれば、脳細胞の活力が強い母親からは、同じような機能を持った子どもが生まれる確率は高くなる——このことは否《いな》めない現実でもある。

脳の出力を維持する栄養

むろん、生まれつき低出力のミトコンドリアがひとつもない人にとって、ここまでの話はいっさい無用ということになるだろう。しかし、そのような幸運はまったくありえない、と私は思う。

ヒトの祖先は、数百万年にわたって宇宙線や紫外線を浴びてきているからである。これらの活性酸素を発生させる外因の強度は赤道直下で最高だ。皮膚に色をつける色素メラニンは、紫外線の侵入に対してバリアーとなるが、これを作る過程で活性酸素が発生するのである。

赤道直下の住人でなくても、すべての人は宇宙線を浴びているわけだし、汚染した空気を吸ってもおり、エネルギー発生を休むことができず、感染やストレスなども免れるわけにいかない。

これら好ましからざる現象のすべてが活性酸素の発生源であることを考え、さらにまた母親から受け継いだミトコンドリアのうちに低出力のものが混じっていないはずはないと考えると、われわれひとりひとりは、どこかの器官に、あるいは多くの器官に、低出力の細胞を抱えている確率がけっして小さくないと覚悟すべきである。

低出力のミトコンドリアがあると覚悟できれば、その燃費の悪さをカバーするには十分のエネルギー源を確保しなければならないし、また、低出力ミトコンドリア内に生まれる活性酸素の対策を心がけねばならない。

また、低出力の細胞の数は、当然、加齢とともに増える。あきらかに活性酸素によるとされるパーキンソン病が、中高年になる前に発症することがないという事実は、ここに記したことを裏づけているのではないだろうか。

脳の出力を維持したいのであれば、活性酸素を除去するビタミンCやEなどをけっして軽視してはいけないのだ。

第三章　どうすれば記憶力は高まるか

——私が「ＤＮＡ記憶説」を主唱する根拠

(1) 脳は、たんなる記憶を拒絶する

「意識は科学で説明できるか」

「日経サイエンス」の一九九四年九月号に、「意識は科学で説明できるか」という、Ｊ・ホーガンというジャーナリストが書いた記事が載っている。その冒頭の文をここに紹介する。

「かつて生物学最大の神秘とされていた人間の脳は、しだいにその秘密をあきらかにしつつある。研究者たちは、個々のニューロン（神経細胞）の活動を識別する微小電極をはじめ、ＭＲＩ（核磁気共鳴画像法）やＰＥＴ《ペット》（陽電子放射断層撮影装置）という強力な道具を用いて、脳の深奥《しんおう》を探っている。これらの装置を用いれば……脳の皮質の中にニューロンの活動の交響曲が生じるのを観察することができるのである。……こうした業績に勇気づけられ、科学者の中には、すべての現象の中でもっともつかみにくく、しかもどうしても避けて通れない意識という問題に取り組もうとする者が増えてきている」

こういう情勢の中で一九九四年四月、アリゾナのツーソンで「意識の科学的基礎」という看板の下に討論会が催され、三百余名の学者が集まった。クリック（DNA構造モデルの発見者）やエーデルマン（抗原抗体反応の研究者）などのノーベル賞受賞者もその中にいた。

報道によればその空気はまったくフリーなもので、いわゆるカンカンガクガクの意見の交換があったけれど、ひとつとして噛《か》み合った議論がなかったそうだ。神経回路網の研究者セイノフスキーは、「意見が分かれているときには、誰にでも勝算がある」と言ってのけたほどだという。

この討論会で発表された意見は突飛なものばかりで、地に足が付いていない。したがって本書の参考にはならないから、ここに紹介するつもりはない。私は、「誰にでも勝算がある」の一言を紹介したかっただけのことだ。

この会合で「記憶」を飛び越えて「意識」をとりあげたのは、そうするほうが、哲学者や神秘主義者に呼びかけるのに都合がよかったからだろう。私は、ずっと昔から記憶について考えてきた。セイノフスキーは、その私に「あなたにも勝算がある」と言ってくれたと受け取っている。

宇宙を見るように脳を見る

これまで何度も書いてきたように、私の頭には長年にわたって脳の問題がつきまとってきた。やはり、脳はおもしろい。なぜおもしろいかと言えば、そこに謎が満ちているからだ。しかも、その謎が鉄のカーテンの向こう側にあって、正体を現わすことは、まずありえないからだ。

さきほどのセイノフスキーではないが、誰かが脳に関して新しいアイデアを述べたとき、それがまちがっているなどと断定することは不可能である。断定するためには根拠がいる。ところが根拠となる事実を誰も捕まえていないのだ。それが脳をめぐる研究の現状だ。

解剖学者は脳を切り刻んで顕微鏡《けんびきょう》にかけることができる。でも、それは死んだ脳である。われわれは、死んだ脳について知りたいわけではない。

ロシアのイワン・パブロフはイヌを使って「条件反射」と命名する現象を発見した。イヌに餌をやるとき、事前にベルを鳴らすことを習慣づけた。するとそのイヌは、ベルを鳴らしただけで涎《よだれ》を垂らすようになったのである。ベルの音と餌との間に緊張関係ができたのだ。これは、教育のひとつのタイプとなるだろう。ここには「記憶」という現象のあることは、たしかだ。「学習」という過程もあるだろう。どちらも脳の内部の問題だ。

パブロフは条件反射を発見したけれども、そのとき脳内にどんなことが起きているかについて立ち入ろうとはしなかったようである。外に現われた現象を記述したにすぎない。科学の分類法のひとつに、「記述科学」と「法則科学」という分け方がある。遺伝や進化の概念が知られる前の生物学は、記述科学の代表である。そのころの植物学は、リンネなどのように植物採集をして、それを分類するだけだった。

法則科学の代表は物理学である。物理学では宇宙に行かなくても、宇宙の様子がわかる。物理法則によって、多くの現象が予測可能だからだ。

この立場からすれば、パブロフの条件反射理論はまさに記述科学であった。条件反射と呼ばれる現象はたしかに存在する。だから、ここには有効性がある。ゆえに、これに固執する学派があっても怪しむことはない。

だが、その現象だけに満足せず、背後にあるミクロの世界のメカニズムに興味を持つ人もいる。そしてそれを探求するとなれば、法則科学の道を選択するしかない。私の目指すものもそこにある。

私は実験室の中の研究者ではなくゼネラリスト、つまり総合者だ。総合者というのは、別の言い方をすれば、仮説を立てる人間ということである。もちろん、仮説を立てると言っても、実際に知られている事実を無視して、理屈をこねあげるということではない。総合者であっても、事実には縛られる。勝手な想像は許されない。

しかし、さきほども言ったように、脳についてわかっている事実はあまりに少ない。ほかの臓器と比べれば、何もわかっていないと言ってもいいぐらいだ。このようなブラック・ボックスとも呼べるような状況においては、総合者のほうが、研究者よりずっと有利であるとも言える。

この章では、記憶とは何か、そして分子栄養学から見れば、記憶には何が必要かを書いていこうと思う。もちろん、わかっていることはあまりに少ないから、仮説の連続になるだろう。しかし、脳の健康に興味を持っている人には、役に立つ情報をたくさん紹介できると信じている。

記憶されやすい情報、されにくい情報

どんな人でも毎日何かを記憶し、その記憶の籠《かご》の中からいくつかを呼び出して生きている。すべての人の前を、新聞やテレビや他人からの情報が通りすぎていく。その人が意識

してなくても、そのいくつかが選択されて記憶のプロセスに入るということだ。

どれひとつとして記憶の価値がないとなれば何も覚えないことになるが、現実にそんなことはまずないだろう。

その場合、選択の基準は「興味」ということになる。英語では興味のことをインタレストと言うが、これは「利害関係」という意味を含んでいる。情報の選択の基準は、英語のインタレストにある、と言ったほうが正確だろう。

「興味」はその人に固有のものであって、特定の職業を持つ人では、その職業に偏《かたよ》る傾向がある。知っているか知らないかで収入や立場が変わるのだから、そこには「利害関係」が絡《から》んでいる。だから、当然ながら、仕事に関係ある情報は記憶されやすいということになる。

好奇心であれ、利害関係であれ、興味の内容ごとに、記憶に動員されるニューロン（神経細胞）は脳内のある領域に限定され、その領域のニューロンは活性化されている、と私は考える。活性化されているということは、若干の出力が用意されているということにほかならない。むろん、これも私の仮説だ。

記憶というのは、エネルギーを消費する行為である。ニューロンが活性化されずに出力が小さいままでは、記憶することはむずかしい。活性化されていないニューロンの持ち主の前では、どんな有意義な情報も、無縁な通行人のように通り過ぎていく。

ある領域に特別な興味を持つ人がいる。それが学者であっても、バードウオッチャーであっても、ゴルフマニアであってもかまわない。その人は自分の興味を持っている領域の情報をかなり貪欲《どんよく》に捕まえようとするだろう。ということは、その領域のニューロンが活性化されているのだ。

これは、逆に言えば「活性化されたニューロンは興味の生みの親だ」ということでもあるし、また「記憶をよくしたかったら、ニューロンがどうやって活性化するのかを知らねばならない」ということにもなる。

マグロの目玉を食べても、頭はよくならない

情報を伝達するニューロンには極性《きょくせい》がある。それは細長い細胞であって、出力側と入力側とふたつの極を持っている。情報は入力側の極から入って、出力側の極に向かって電流のような形で流れ、下流にあるポスト・ニューロンに情報を伝達する。ポストというのは、「あとの」というぐらいの意味だ。

ニューロンから次のニューロンへと情報が伝達される場合、その信号は神経伝達物質という名の分子の形をとる。出力側の極から神経伝達物質が出され、それがポスト・ニューロンの入力側にある「レセプター」（受容体）によって、受け止められる。

すると、ポスト・ニューロンの入力側から下流の出力側に向かって、電流のような電気の流れが起こるのだ。

このようにして入力された情報は、次から次へと下流に向かって伝達される。ニューロンとニューロンとの繋ぎ目の部分を「シナプス」（接合部）と言う。神経伝達物質はシナプス間のギャップ（隙間）を渡って、次のポスト・ニューロンに進んでいくわけだ。

実際のニューロンを見ると、入力側のものは、大木の根のように無数に枝分かれしている。これを「樹状突起《じゅじょうとっき》」と言う。樹状突起の総数は、脳全体では一〇〇兆もあるそうだ。いっぽう、情報伝達物質を出す側は「軸索《じくさく》」と呼ばれていて、その末端はいわば拳骨《げんこつ》のような形をしている。

この出力側の軸索の末端と、入力側の樹状突起とがシナプスで接合しているわけだが、その接合部の膜に、出力側のものには「シナプス前膜」、入力側のものには「シナプス後膜」の名が与えられている。

第一章でも述べたが、記憶をよくする食べものとして、マグロの目玉に着目する人が現われた。マグロの目玉には「ＤＨＡ」(ドコサヘキサエン酸)と呼ばれる脂肪酸が豊富に含まれている。

この物質は、マグロならぬ人間の目玉の網膜にもあって、視覚に重要な役割を果たしているが、ニューロンのシナプス後膜にも前膜にも含まれている。そのために、「ＤＨＡを摂ったら頭がよくなる」という神話ができたのだ。

ＤＨＡの供給源を探している学者がいる。その人に言わせると、この不飽和脂肪酸をたっぷり持っているのはマグロだけではなく、青魚の仲間すべてだそうだ。それも、目玉に多いが肉にもかなりあるという。われわれが一日に必要とするものに相当する量が、マグロの中トロ四切れにあるのだそうだ。サンマなどは目玉は小さいがよく脂がのっている。イワシやサバもバカにはできない。

しかし、ＤＨＡは脳にも目にも必要な物質だから、青魚からしか摂れないはずがない。われわれ人間も、自前で作っている。そうでなかったら、海のない地方の人は、みんなＤＨＡ不足による脳の機能障害に悩んでいなければならない。このことひとつを考えても、ＤＨＡ神話のいかがわしさがわかるだろう。

情報を伝達する神経細胞・ニューロン

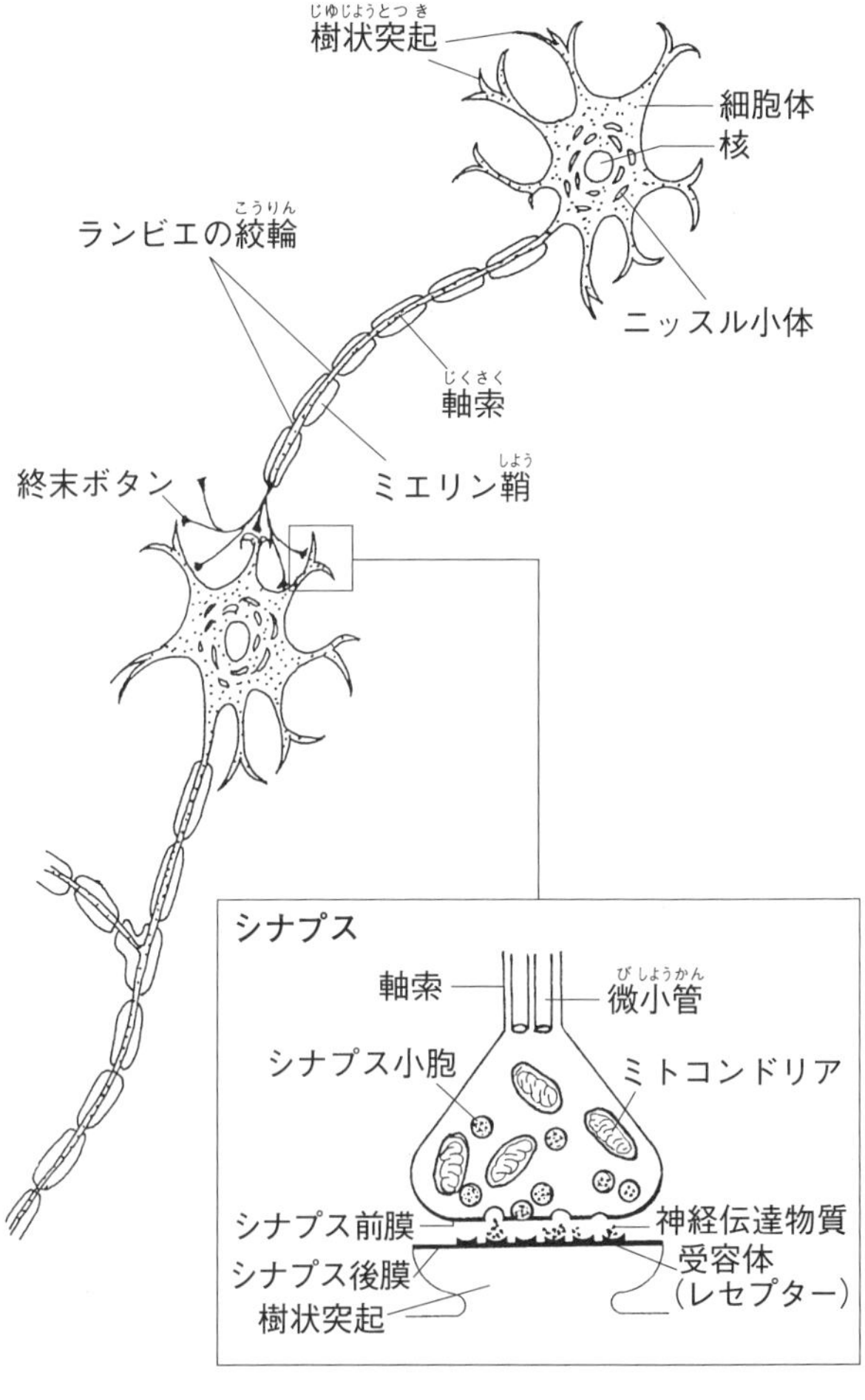

人間はDHAを「EPA《エパ》」（エイコサペンタエン酸）という物質から作っている。このEPAも自前で作れるが、それは魚脂にたっぷり含まれている。だから目の色を変えてマグロの目ん玉に飛びつくことはないのだ。

また、EPAもDHAも不飽和脂肪酸であって、酸化して過酸化脂質になりやすい。この過酸化脂質は、活性酸素を発生する危険物なのだ。その危険度はDHAのほうがEPAより大きい。その点を考えに入れないでDHAに飛びつくのはどういうことか。ニューロンのシナプスもまた、活性酸素の危険にさらされているのである。

理科離れの今日の日本社会では、詐欺師《さぎし》の舞台がいたるところに用意されている。

マインドコントロールはこうして行なわれる

さて、ニューロンのシナプスでは、出力側の軸索の末端は膨《ふく》らんで「終末ボタン」となっている。この終末ボタンの中には「シナプス小胞《しょうほう》」やミトコンドリアがたくさんある。

これらの数が増えれば終末ボタンは大きくなる。これを「シナプス荷重」が大きくなった、と言う。シナプス荷重が大きくなるのは、そのシナプスの利用頻度《ひんど》が高いときである。それが低いと、シナプス荷重は小さくなっていく。そのとき、終末ボタンはしぼむわけだ。

私はこのシナプス荷重の変化で、例のマインドコントロールが説明できるのではないかと考えている。たとえば「尊師《そんし》に従う」というセンテンスが反復されると、それを記憶したニューロンは絶えず興奮する。そして、興奮のたびにそのニューロンの終末ボタンは大きくなる。シナプス荷重の大きいニューロンは、あるかないかというかすかな刺激があっても興奮する。だから、知らず識《し》らずに「尊師に従う」という言葉が出てくる。これがマインドコントロールというものの実態だろう。

脳に関する未知の問題は多いが、その最大のものは「記憶」のメカニズムである。このシナプス荷重の変化に着目して、記憶のありかを終末ボタンとする意見が多いようだ。だが、私はその説を採らない。その理由は次のとおりである。

記憶の内容はひとつのメッセージである。人間の場合はむろんだが、どんな場合でもメッセージというものには、大なり小なり長さがある。長いメッセージは長い分子でなければ表現できないだろう。終末ボタンには長い分子、すなわち高分子《こうぶんし》が存在しないのだ。シナプス小胞の中には例の神経伝達物質が収納されているが、これも高分子ではない。

それならば高分子はどこにあるか。生体の持つ高分子は核酸とタンパク質とのふたつしかない。そのどちらかが記憶の担い手であると、私は考えている。

核酸にはDNAとRNAとの二種があるけれど、タンパク質は一種類である。そして、この三つのうちもっとも安定な分子はDNAだとわかっている。記憶を保持している物質が、時間が経過するうちに簡単に変質してしまったら困るだろう。だから、私はDNAが記憶の担い手としての資格をほかのものより多く持っていると考えている。これが、私の「DNA記憶説」の核心部だが、詳しい説明はあとにゆずり、シナプスの話を続けよう。

使われない脳細胞は死んでしまう

さて、神経伝達物質が出力側から入力側に渡されると、神経伝達の方向と逆方向に「神経栄養因子」と名づけられたタンパク質が移行するとされている。

このタンパク質は、神経伝達の標的になったポスト・ニューロンから分泌されるので、「標的《ひょうてき》細胞《さいぼう》由来《ゆらい》神経《しんけい》栄養《えいよう》因子《いんし》」とも呼ばれる。

ニューロンの役割は、樹状突起を作り、軸索を伸ばしたり分岐させたりして、シナプスを形成することだ。むろん、それに応じてエネルギー発生装置のミトコンドリアも増やさなければなるまい。神経栄養因子は、それらの作業を遂行させるためのものであろう。

オタマジャクシの尾は、ある時期が来れば自然に消滅する。この現象は「アポトーシス」と呼ばれる。日本語では「枯死《こし》」という。シナプスを作らなかったニューロン、つまり使われないニューロンはアポトーシスを起こして死んでしまうようだ。言ってみれば、細胞の自殺である。

アポトーシスでは、細胞の構成成分もＤＮＡ分子もこなごなにちぎれて、マクロファージ（大食細胞）という掃除屋の役目をする細胞に食べられてしまうので、あとに何も残らない。アルツハイマー病やパーキンソン病でニューロンが死ぬのも、アポトーシスによると言われている。

神経栄養因子が存在しないと、ニューロンはアポトーシスを起こすと考えられている。その意味で、神経栄養因子のことを神経生存因子と言う人もいる。

「思い出せない」のは、記憶のしかたに問題がある

ニューロンの重要な役割として記憶がある。記憶がどんな過程で何によって実現するかという点に関しては何もわかっていないが、少なくとも記憶が「メッセージの固定」であることについては、異論がないだろう。

一九九五年のことだが、私はアンケート（enquête）という言葉が気になって、仏和辞典を引いたことがある。すると「e」の字の上に「^」という記号がある。ところが、この記号「^」の名前がさっぱり思い出せない。

私がフランス語学校のアテネ・フランセに通ったのは一九二〇年代のころだ。このとき教わっているにちがいないし、その後、フランス語の本を見なかったわけではない。だが、この記号の名前の記憶が、すっぽりどこかへ行ってしまっている。

そのことが気にかかって、折りに触れて「さて、あれはなんだったか」と自分に問うてみたのだが、いっこうに手がかりが浮かんでこない。

ところが二カ月ほどして、「アクサン・シルコンフレクス」という言葉が突如として頭に浮かんだ。これが「^」の呼び名ではないかと辞書を引いてみると、たしかにそうだった。私は「記憶というものは復習によって保持される」とばかり思っていたのだが、まったく意外な結果になってしまった。自分自身にとっても驚きだった。

さて、この事実はどんな教訓を与えてくれたのだろうか。

私の考え方の枠組からすれば、この教訓は、ニューロンの記憶のしかたを示唆してくれたのである。というのは、「^」印とその名前「アクサン・シルコンフレクス」とが、同一のニューロンに刻印されてはいなかったのではないか、と思ったからである。「＾」印とその名前アクサン・シルコンフレクスとは、隣接するふたつのニューロンに別々に刻印されていたはずである。もし、「＾」をアクサン・シルコンフレクスと言う、というメッセージがひとつのニューロンに刻印されていたのであれば、「＾」印を見たとたんにその呼び名が出てくるはずではないだろうか。

今ここで問題にしていることは、記憶のメカニズムやニューロン内の所在ではない。記憶の内容となるメッセージが分割されたものなのか、それとも分割されないものなのかの問題なのである。

勉強中に、頭の中で働く物質

『学問と私』（三石巌全業績㉕）という私の著書がある。これは伝記と言っていいものだが、それを書くとき私はなんの資料を用いず、もっぱら記憶を頼りにした。ということは、昔のことをずっと覚えていたということだ。記憶には一生持続するものがある、と言っていいだろう。

昔のことはよく覚えているが、新しいことはとかく忘れる、と言う人がいる。それにまちがいないとすれば、「^」印の名前を教わったのは昔のことだから覚えているのがあたりまえだ、という解釈も成り立つ。

アテネ・フランセの教室で講義をしてくれたのは、フランスの俳優のような魅力的なヒゲの丸山先生だった。フランス語の綴《つづ》り記号には、アクサン・テギュ「´」、アクサン・グラーヴ「`」、アクサン・シルコンフレクス「^」などがある。

じつは私は、最初のふたつの記号は名前と形とを一緒に覚えているようだ。第三のものと違う様式で覚えていたらしい。記号と呼び名とはしっかりくっついていて、忘れようにも忘れられずにいたわけだ。

丸山先生の講義を聞いているときに、私の頭に起きた現象を追跡してみよう。まず「^」印が示された。私の頭の中のひとつのニューロンが、この図形をなんらかの形で受容してハードウエア化をした。次に、隣接する第二のニューロンでアクサン・シルコンフレクスという言葉を受容してハードウエア化した。

この第一のニューロンと第二のニューロンの突起は、先生の言葉によってシナプスを作ったにちがいない。このシナプス前膜の部分は、膨《ふく》れて終末ボタンを作ったことだろう。では、いったいどのようなしくみで終末ボタンができたのだろうか。

このような場合、情報の受け手であるポスト・ニューロンから送り手のニューロン（プレ・ニューロン。「プレ」とは「前の」の意味）に向けて「神経栄養因子」と呼ばれるタンパク質が送りつけられることはすでに書いた。その物質に誘導されて、神経伝達物質の生産が始まり、それを納めるシナプス小胞が作られ、それに対応してミトコンドリアが分裂増殖し、終末ボタンが膨れたのだと、私は考える。

むろん、これは私の頭の中で組み立てられた論理だ。人によっては空想と受け取るかもしれない。だが、生きているニューロンで終末ボタンが膨れあがる様子を見た人はいない。「空想を逞《たくま》しくする」という表現があるけれど、まさにそれが、今の私の頭に起きているわけである。

私がフランス語を学んでいたころには、この「＾」印には何度もお目にかかっていたにちがいない。すると、青年の私は声に出さなくても、心の中で「アクサン・シルコンフレクス」と呟《つぶや》いたことだろう。するど、さきほど説明したのと同じように神経栄養因子が、ポスト・ニューロンからプレ・ニューロンに送られて、終末ボタンはさらに膨れ、シナプス荷重は大きくなったろう。

シナプス荷重が大きくなったら、ふたつのニューロンの連絡がよくなる。つまり、「＾」

印を見れば、さっとアクサン・シルコンフレクスという言葉が出てくるようになる。勉強の成果というやつだ。

ちなみに私の仮説では、「アクサン・シルコンフレクス」という言葉を記憶しているのが、この場合のプレ・ニューロンであって、ポスト・ニューロンが「＾」印を記憶していたと考えたい。そういう接続のしかたでなければ、「＾」印を記憶している側のニューロンに終末ボタンができないからだ。「＾」印のほうに終末ボタンがなければ、記号を見て「アクサン・シルコンフレクス」という言葉が出てこなかったはずだからだ。

アテネ・フランセから七〇年が経って、私の頭に「アクサン・シルコンフレクス」という単語が唐突に甦《よみがえ》ってきたわけだが、何がそのニューロンを活性化させたのかはわからない。しかし、刺激なくして興奮はないはずである。きっと、原因となる物質の動きがあったはずだ。

いずれにせよ、記号と言葉の関係、あるいは言葉と言葉、記号と記号との関係の記憶には、両者が同一のニューロンに固定される場合もあるし、そうでなくて、二個のニューロンが動員されてダブルになる場合もあるのが原則、と私は考える。この考えを「ダブレット記憶説」と言っておきたい。

記憶はどのくらい持続するか

ところで、そうやって作られた終末ボタンも学校を卒業したらどうだろう。アテネ・フランセを卒業すると、フランス語のテキストとの縁は、いちおう切れた。「∧」印は目にとまらなくなった。

このような不使用の状態になると、シナプス荷重は減少する。これは私の意見ではない。脳生理学者ヘッブの説だ。ヘッブの法則によれば、「シナプス荷重は学習中は増加し、学習をやめると一定の速度で減衰する」ということになる。

さっき述べた私の経験を例に取れば、そのシナプスは半世紀以上も使われなかった。それが思い出せたということは、シナプス荷重がゼロにまで落ちてはいなかったという証拠だろう。しかし、「いったんできた終末ボタンのシナプス荷重は、ゼロになることはない」と言っていいのかどうか。これは、ひとつの大きな懸案だ。

記憶に関して語るべき私の経験はもうひとつある。それは一九八二年に、栄養補助食品調査のために渡米したときの話だ。

アメリカの中流家庭を見せてやると言って、友人が自分の会社の技師の家に案内してくれた。応接間に通されて大きなプールを感心して眺めていると、小さな男の子が突然飛び込んで来た。そして、奇声を上げて椅子に上がってから風のように外へ出て行ったので、びっくりした。

友人が用をすませると、彼と技師夫妻と私との四人で、ロングビーチのカニ料理の店に行った。これは余談だが、バターをつけたカニはうまくないことを、このとき発見した。

その店で、夫人からさっきの男の子の話が出た。この六歳のパトリシア君は生まれつきの「低血糖症」であって、近年、成長が止まり知恵も遅れているという。いろんな医者に診《み》てもらったが好転せず、二カ月ほど前から若い医者に替えたところ、メキメキよくなったので喜んでいるとのこと。「でも、その先生はプロテインとビタミンをくれたのだが、その理由がわからない」と夫人は言う。

そこで、私は分子栄養学で説明を始めたのだが、「膵臓《すいぞう》」の英語にハタとつまずいた。これは困ったとガックリきた瞬間に「パンクレアス（pancreas）」という英語が甦って、頓挫《とんざ》することなしに説明を進めることができた。夫人からは、論理的で明快な説だと感謝された。

低血糖症というのは、要するに、ブドウ糖をコントロールするために必要なインシュリンが正常に出ていないということである。そこでインシュリンを作る膵臓の機能を正常に保つのに、パトリシア君の場合はタンパク質やビタミン類を普通の人よりよけいに要求しているのだ、と話したのである。

ところで、この場合とさきほどのアクセント記号の場合とに共通点がある。それは、両者ともに記憶がふたつのニューロンにまたがっていると見られる点だ。もしも「＾」と「シルコンフレクス」と、そしてまた「膵臓」と「パンクレアス」とが、それぞれひとつのニューロンに刻印されていたのなら、私を悩ませたような事態は起きなかったはずだ、と考えられるからだ。

丸暗記に知能はいらない

丸暗記という言葉がある。明治・大正の学校教育では、教育勅語《きょういくちょくご》や歴代天皇の名の丸暗記を強制する教師がいたものだ。友人に、今でもそれをちゃんと覚えている人がいる。なぜ、それが可能かというと、これらはそれぞれ一個のニューロンに刻印されている、と考えられるからだ。これはひとつの例だが、記憶をこのようなシステムとして捉《とら》えるのが、「DNA記憶説」である。これは私のオリジナルの理論だが、これまでのところ、こう考えてもなんら不都合・不合理は起こっていない。

前に出した私の経験談の分析では、ひとつのメッセージが一個のニューロンに納まる場合と、二個のニューロンに納まる場合とがある、という結論を導いた。教育勅語の丸暗記では、長いメッセージが一個のニューロンに納まっているわけである。

ここであとに続く理論の布石として、ひとつの提案を試みたい。それはいわば概念の規定である。概念の規定が明確でない話は、みな論理的でなくなる。世の中に、記憶とか脳の働きを扱った書物が多いが、その中には概念規定が明確でない本がいっぱいある。記憶についていて、まことしやかな嘘が横行しているが、それは概念規定なきところで話を進めているからだ。

話を戻せば、まず、丸暗記のことを「丸ごと記憶」と呼ぶことにする。そして、「〈」印とか「脾臓」といった、メッセージの単位となるような記号や単語の記憶のことを「単位記憶」と呼ぶことにする。ついでに、丸ごと記憶の内容を「丸ごと情報」とし、単位記憶された「〈」印などの内容を「情報単位」とする。

第二次大戦までの日本の軍人は「軍人勅論《ぐんじんちょくゆ》」と呼ばれる軍人の心得を丸暗記させられ、それが一種のマインドコントロールとなっていた。現在では、そうした権力による丸暗記はほとんどなくなったが、丸ごと記憶は今日でもざらに見られる。音楽や経文《きょうもん》の場合がそれだ。

丸ごと情報の特徴は、隣接する情報単位の間に、相互に動かしがたい関係がなくてもいいという点である。

音楽では、ある瞬間にある音があり、次の瞬間は別の音が鳴る。このふたつの音には動かしがたい関係はないと言っていい。そういうものを覚えるには丸暗記が向いている。次の音は理屈でひねり出せるものではない。

大江《おおえ》健三郎《けんざぶろう》氏の息子・大江光《ひかり》君は知能障害だと聞いている。友人の言うところによれば、彼はモーツァルトの曲を覚えているそうだ。この事実は、丸ごと記憶がいわゆる知能に依存《いぞん》しないことを示唆する。そしてまた、知能とはなんぞやという問題をあらためて提起する。

ここであきらかに言えることは、「丸ごと記憶に、いわゆる知能は無用」ということだ。古人も「門前の小僧習わぬ経を読む」と言ったが、これもその意味だろう。

私は、近年オルガンをよく弾く。譜面を見て、新しい曲を音にすることもある。その曲が気に入れば譜面を覚えることにしている。それがスムーズにいくので自分でも感心している。だが、考えてみれば驚くことはない。そこでは知能は無関係なのである。

「覚える」前に「理解する」ことが必要

教育勅語の冒頭の部分は、私も覚えている。それは「朕惟《チンオモ》フニ我《ワ》カ皇祖皇宗国ヲ肇《ハジ》ムルコト宏遠《コウエン》ニ徳ヲ樹《タ》ツルコト深厚《シンコウ》ナリ」だったように覚えている。しかし、そのあとはまったく思い出せない。

ここには、「我カ」、「皇祖皇宗」、「国」、「肇ムル」、「宏遠」などの単語がある。これを情報単位と呼ぶことにした。そこで、この文の中の隣接するふたつの情報単位の間の緊張関係を問題にしてみたい。それは「知能」と呼ばれるものの本質に迫ることになるからである。

教育勅語を丸ごと情報だと言っておきながら、私が冒頭の部分だけしか覚えていないのはなぜだろうか。「私思うに」全文を覚えようとしたけれど、それをせずに冒頭の文だけを、お義理のように何回も読んだせいなのだ。なにしろ学校では意味の説明はなかったし、あっても理解できなかったにちがいないのだ。先生も無理に覚えろとは言わなかった。

教育勅語というものは、あまり長い文章ではない。学校長は式典のたびにこれを生徒の前で読むことが義務づけられていた。だが、小学一年生にこの意味はわかりっこない。そのときから、これは「意味のわからない文章」として子どもの頭に定着した。ここで子どもというのは私のことである。

意味のわからない文章では、どの単語も生きてこない。したがって、単語相互間に緊張関係がないことになる。ここで緊張というのは、本質的には知的緊張である。知的緊張のないところに知的活動はない。そこでは知能は無用ということになる。

知的活動は人間に特有なものであるという意味において、もっとも人間的であり、脳の機能としてもっとも重要なものである。

ここまで論じてきたことの中で、私がふたつの情報単位、すなわちふたつの単語の間の緊張関係に注目していることがおわかりであろう。緊張関係を持たぬ単語の羅列は、丸ごと記憶するしかない。その例が経文であり楽譜であると私は考える。それを覚えるには知的活動は不要なのだ。むろん私は、経文や楽譜を作る作業に知的活動が不要であると言っているのではない。記憶の対象となる情報、メッセージとして言っているのである。

丸ごと情報の場合にも、単位記憶の場合にもひとつのニューロンの出力側には終末ボタンがあって、その中にはいくつかのシナプス小胞がある。丸ごと記憶の場合、丸ごと情報はそっくりそのまま終末ボタンからアウトプットされるのに対し、単位記憶では情報単位がアウトプットされる。

丸ごと情報は、情報単位を繋いだ鎖のようなものだが、その情報単位は独立していない。その意味で、丸ごと情報を構成するそれぞれの単位は生きていないことになる。

この考え方でいけば、知能とはいったいどういうことになるのか。

さきほど紹介したパトリシア君のように、人の話が通じないような子の親は、わが子を学校に通わせるのを躊躇《ちゅうちょ》するだろう。そういう子どもに対して、「知的障害」という烙印《らくいん》が押されることが、往々《おうおう》にしてある。

しかし、そもそも学校制度がなかったら、今日のように知能が問われる機会は多くなかったのではあるまいか。人智が進むにつれて、学問・芸術が進むにつれて、知能が問題になってきたことは議論の余地のないところだろう。

知能とは、自分の世界を拡げる能力

現代を代表する哲学者に、ルートヴィヒ・ウィトゲンシュタイン(一八八九―一九五一年)がいる。彼は「私の世界の限界は言語の世界の限界である」という意味の見解を述べている。ここで「言語」と言っているのは、論理の道具としての言語を指している。彼は

「論理の世界こそが自分の住む世界であって、その外は神秘の世界であるから自分は何も語らない」と言っているわけだ。

孔子も『論語』の中で「怪・力・乱・神を語らず」（怪奇、暴力、背徳、神秘なことを話題にしなかった――述而）とか、「鬼神を敬《けい》して之《これ》を遠ざく」（合理的な説明のつかない信仰の問題などには深入りしない――雍也）と述べているが、ヨーロッパには、より明確な学問論というものが厳然と控えている。ウィトゲンシュタインの哲学はデカルト以来、三世紀もかけて鍛《きた》えあげられた哲学を背景に持っている。

抽象的にすぎるかもしれないが、学校教育というものは、その人の世界を拡げるためにあると言っていいのではあるまいか。そして、世界を拡げる能力のことを知能と言っていいのではあるまいか。

もしそうであれば、知能障害とは自らの世界を拡げる能力の障害という不幸な状態を指すことになる。ウィトゲンシュタインの世界を「世界」とすればである。

煎《せん》じ詰《つ》めれば、言語の世界は、論理の世界ということにならざるをえない。されば こそ、その師であるバートランド・ラッセルは、彼の著作『論理哲学論考』を読んで「世紀のイベントだ」と絶賛したものだ。われわれが人間らしく生きようとすれば、ウィトゲンシュタインの言う「世界」を自分のものにしなければなるまい。

厳密さに欠けるかもしれないが、私は学校教育の目的はウィトゲンシュタインの言う「世界」を拡げるところにあると思っている。学習がなければ、猛スピードで発展を続ける知の世界からの落伍者《らくごしゃ》が頻発《ひんぱつ》せざるをえない。

そして、論理の道具となる単語は、ほかの単語と緊張関係を作ることができなくてはならない。つまり、すでに述べた情報単位の独立である。

これは、情報単位がそれぞれ一個のニューロンに納まっていることを意味する。確実・堅固な世界を拡張するためには、丸暗記はだめなのだ。あるメッセージが丸ごと記憶になって全体として出力を持つのではなく、メッセージを構成する情報単位が、それぞれに出力を持つようでなければいけないのだ。

その能力を指して知能とすることができるだろう。

ここで知能の定義がふたつ出て来た。ひとつは「自己の世界を拡げる能力」であり、もうひとつは「単語を独立させる能力」である。独立した単語はほかの単語と緊張関係を持つことができる。したがって、それは論理の手段となる。また、情報価値構造の構成員となる。

このように考えるとき、ウィトゲンシュタインの言葉に新しい生気が吹き込まれることだろう。知能とは、ウィトゲンシュタインの言う「世界を拡げる能力」であったのだ。私のこの考えは、脳の中だけでなく、人間社会にも適用することができる。ウィトゲンシュタインの世界で言語の独立が重要であるのと同じく、人間社会でも、個人の独立が重要なのである。

言葉は意識されたとき、はじめて価値を持つ

どんどん哲学の領域にまで話が進んでいるので、びっくりしている人もいるかもしれない。もし、この本が筋肉や視力をよくするというのであれば、もちろん、ウィトゲンシュタインの話なんて、たしかに関係ない。

だが、この本は脳のこと、知能のことを考えるのが目的だ。そこで哲学の領域にまで話が進むのは、必然のことである（と言っても、そんなに長く続けるつもりはないから、安心してほしい）。

さて、私が自分で考えた学問の中に「情報価値構造論」というのがある。一九五〇年代だったと思うが、「構造主義」という新しい思想が打ち出されて知識人を刺激した。しか

し、それは文学者や言語学者のものだったから、私はなじめなかった。脳というハードウエアから完全に遊離したものである点に違和感を覚えたのだ。

そこで、私は自分自身のための構造主義として、情報価値構造論なるものを考案した。

この私の造語に「価値」という言葉が含まれている理由を説明しなくてはならない。単語の価値は、それが思い出されないとき、また意識されないときにはゼロであるとする。意識されたときにはじめて価値が生じると考えるのだ。意識が言語を価値づけるというわけだ。

ウィトゲンシュタインは「自分の世界の限界は言語の世界の限界である」と言ったが、その言語が論理の手段であるとすれば、「ウィトゲンシュタインの世界は情報価値構造の世界である」と換言《かんげん》することができるだろう。

さて、さきほど「知能とは、情報単位の間に緊張関係を持つことだ」という表現が出て来たが、これについて具体的な説明をしておこう。

エネルギーという概念、つまり情報単位がある。運動体のエネルギーは質量に比例し、速度の二乗に比例するというのが、力学の基本法則である。これは言い換えると、「エネルギーは質量や速度などと緊張関係を持つ」ということである。電磁波のエネルギーは周波数に比例する。このとき、エネルギーと周波数との間に緊張関係が生じているわけだ。私が言う「メッセージの緊張関係」とは、こういう考え方である。

人の名前は情報単位である。これは顔形とも、行動様式とも、その他の要素ともまったく関係がない。緊張関係はゼロだ。これは人の名前は覚えにくくもあり、忘れやすくもある。これは人の名前と姿形《すがたかたち》との間に緊張関係がないからである。だから、人の名前を覚えられなくなっても、それはボケの証拠とはなりにくい。

「こだわり」は頭を悪くする

この緊張関係のことで言えば、「こだわり」という名の大脳過程も見逃すわけにはいかない。「こだわり」そのものは緊張関係とは別ものだが、緊張関係の強力な源泉となる。世の中には「神」、「仏」、「気」、「陰陽」、「忠孝」などにこだわる人がいる。だが、こういった世界は、その人にとってのみ緊張関係の源泉となるものである。

ここに並べた諸因子はウィトゲンシュタインの世界の外にある。それは神秘の世界であり、こだわりの世界であり、不合理の世界である。

しかし、「こだわり」があることを肯定しない限り、宗教戦争もイスラム原理主義も理解しえない。ここには、異端者に死を与えることを美徳とする、という思想がある。この思想は、こだわりの産物であろう。つまり、こだわりの生んだ緊張関係がそうさせたのだ。

さきほど、情報価値構造の概念の紹介をした。これは、ウィトゲンシュタインの世界に対応する考え方だということも書いた。ウィトゲンシュタインの「世界」は論理的緊張関係の世界である。そこでは、すべての言語は緊張関係を表わすことができるというのが、彼の考えである。ただし、それは論理の形成ということに限った話ではあるが……。

ところが、この「世界」の外には、神や精霊や天使があり、天国や地獄もある。ある人においては、それらが脳の中で緊張関係を持っているが、またある人においては、そのような緊張関係を持っていない。私は後者であるが、同じこの世の中に、ふたとおりの思想があることになる。

このような見方を情報価値構造論で扱うことにすれば、次のように考えられる。

「力」という言葉は科学が成立する以前から、つまり、人智が未成熟であった時代から多くの民族の間に使われてきた。そのときには、まだ「力」についての定義はなされていなかった。したがって、「神も仏も力を持つ」とされた。

しかし、学問が進歩するにつれて言葉の意味は厳密に規定されるようになった。たとえば、車の走行にはスピード制限が設けられている。それは、「スピードを出しすぎてはいけない」という表現ではなく、「時速何キロを超してはいけない」という表現にしなければ、有効性が保証できない。

力という言葉の意味を最初に規定したのはニュートンであった。このときから、「力とは物体に作用して、それに加速度を生ぜしめるもの」と決められた。科学を知る人間は、力という言葉を使うときには、その規定を考慮に入れているはずである。簡単に言えば、力という言葉と加速度という言葉とは緊張関係にある。これらを保全するニューロンは連絡しているのだ。

そこで「神仏の力」が新たに問題となってくる。これを信じる人は、神または仏という言葉を担うニューロンを、すなわちウィトゲンシュタインの言う神秘の世界を語るために形成されたニューロンを、論理の世界のニューロンに繋いでいることになる。

ニュートン力学を知る人なら、「この接続作業は無理だ」と言うだろう。神や仏の力は、ニュートンの力とは別ものだと言うかもしれない。

放送大学を見ていたら、哲学者・大森荘蔵《おおもりしょうぞう》氏（一九九七年死去）は「科学万能もいけないし、宗教万能もいけない」と講義していた。しかし、これは論理の世界から神秘の世界を切り離そうとしたウィトゲンシュタインの企図に反するもの、と言わざるをえない。

人類の原始時代の脳では、すべてのニューロンはほかのニューロンとの間に緊張関係を持つ必然性がなかった。そこにあったのはニューロンの無政府状態である。

この不安定な状態を救ったものが、神や仏や悪魔ということになる。これらのモノは理屈抜きで強引に情報単位との関係をつける。それを成就《じょうじゅ》した人は、その事実を他者に語る。理屈抜きとなれば説明は無用だ。なんの説明もなしにこのような話は拡がってゆく。

一九九五年一月十七日に起きた阪神大震災では、家屋やビルや高速道路が倒れた。それは地震の力の大きさを示している。この力はけっして神や悪魔の力ではない。ニュートンの規定した力である。耐震構造の計算に問題があっただろうという意見もあるが、この計算にしても、ニュートン力学によってなされる性質のものだ。

ニュートンの教えるところによれば、力は質量と加速度とに比例する。余談になるけれど、阪神大震災では、室内の歩行が困難だったようだ。関東大震災のとき、私は東京の自宅にいたけれども、二階を歩き回ることは可能だった。人体に働く水平の加速度に大きな差があったわけだ。関東の場合、質量の大きい昔風の屋根を持つ平屋の倒壊《とうかい》はほとんどなかったのに、阪神の場合、それが倒壊している。加速度に大きな差のあることはここにも現われている。

理屈と屁理屈の区別のしかた

十八世紀までのヨーロッパには、噴火や流行病など大きな災害が起きると、それを魔女のしわざとする風習があった。挙動不審な女を見つけるとそれを捕らえて裁判にかけ、魔女ときめて火焙《ひあぶ》りにしたりした。「血はキリストが流したものだから、魔女ごときに流させることは、あいならん」という理屈で、焼き殺したのだ。神秘の世界では論理の代わりに屁理屈が横行する。

ドイツにペストが流行したとき、天文学者ヨハネス・ケプラーの母が、魔女の嫌疑をかけられた。この科学者は、宮廷付き占師という地位を利用して国王に歎願《たんがん》し、母を火焙りの候補者からはずしてもらった。魔女はどうせデッチ上げだから、誰でもよかったのである。

情報価値構造論の立場からすれば、ニューロンがそれ以外のことに利用されるとロクなことは起きない、という話になる。

ところが、これだけ人智が発達し、学問が進んだ現代でも、神秘の世界と論理の世界に緊張関係を作ろうとする動きがある。脳の仕組みについても、脳の解明が進んでいないのをいいことに、神仏とかあるいは神秘の力というような屁理屈を使った、まことしやかな話が横行している。

しかし、人間の脳のニューロンは、ウィトゲンシュタインの言う「世界」の整備拡張のためにあるのだ。そのニューロンを別の目的で使うのは、人智に対する冒瀆《ぼうとく》である――そう言い切ってしまったら、独断にすぎるだろうか。

水道水は安全か

さて、以上のような概念規定を元に、脳の分子栄養学について話を進めていきたい。

前に書いたことだが、神経伝達に必要なエネルギーの消費量を見ると、情動脳（古皮質）のほうが知性脳（新皮質）よりはるかに大きい。知的作業よりも喜・怒・哀・楽といった情動のほうがよけいにエネルギーを食うということだ。いったい、なぜそのようなことが起きるのだろうか。そのことを考えてみよう。

脳でもどこでも同じことだが、神経組織での信号伝達では、電気信号がニューロンを流れる。そのとき、ニューロンからニューロンへは「神経伝達物質」が渡される。

われわれが目で見ている電気装置の場合、たとえば電話の場合、電気信号は導線の中を流れる。流れの実体は電子であるが、ニューロンの中を流れる電気信号は電子でなくイオンである。

イオンという言葉は化粧品や水にまで使われる時代だが、ここにその説明をしておく。

食塩が塩化ナトリウムという物質であることはご存じだろう。それは塩素とナトリウムとの化合物である。このふたつの結合力は強いので、なかなか離れない。ところが水に溶けると結合力が弱まって、その一部が解離《かいり》する。つまり、塩素とナトリウムとが別々になるのである。これが「イオン」だ。

食塩のように水に溶けてイオンになるものを「電解質《でんかいしつ》」と言う。カルシウムも電解質だから水に溶ければイオンになる。水道水にはマグネシウムが溶け込んでいるので、正真正銘のイオン水である。そしてカルシウムもマグネシウムもミネラルだから、水道水はまぎれもないイオン水であり、ミネラル・ウォーターなのだ。

ミネラル・ウォーターが瓶詰《びんづ》めになって売られて、最近では人気の商品だと言うが、日本のミネラル・ウォーターの成分基準で言うと、水道水を瓶に詰めても立派なミネラル・

ウォーターである。だから、私は水道の水しか飲まない。水道中のトリハロメタンが発ガン性があると言われているけれども、実際にはごく微量であって、現実的には細胞をガン化する可能性はない。

さて、この電解質が水に溶けてふたつの部分、すなわちふたつのイオンに解離するとき、いっぽうはプラスの電荷を持ち、もういっぽうはマイナスの電荷を持つ。これをプラス・イオン（正イオン）、マイナス・イオン（負イオン）と言う。さきほどの例で言うと、ナトリウムはプラス・イオンとなり、塩素はマイナス・イオンとなる。

省エネ型の知性脳を使え

さて、ニューロンの中では、ナトリウムのプラス・イオンが通ることによって、信号が伝わっていく。そのしくみはどうなっているのだろう。

ニューロンは細長いものだから、これを腕にたとえることにしよう。注射器に、ナトリウム・イオン水を入れておいて、指先から肩の方向に向かって注射器を移動し、短い間隔をおいてチクチクとイオン水の注射をする。そうすると、見かけ上はプラスの電荷を持ったイオンが指先から肩へ流れたようなことになるではないか。そうなるためには、いったん注射したイオン水を、あとから吸い出さなければならないわけだから、ちゃんとその作業もやることにする。

こんなややこしいたとえ話をなぜ持ち出したかというと、ニューロンの信号伝達のメカニズムがそうなっているからだ。もちろん注射器は使わないわけだが。ニューロンは電流を通す導体ではないのに電荷の移動を実現するとすれば、これしか説明のつく名案はないのだ。

電話線を電流が流れるのは、電子が移動するからである。その速度は光速に近く、いわば電光石火である。これに反して、イオン注射は手数がかかるのでそうはいかない。電荷の移動速度は電流の一〇〇万分の一程度だろう。それでもなお、速いものは秒速一〇〇メートルを出す。

さっきニューロンを腕にたとえたが、実際のニューロンの構造を見ると、袖をまくりあげた裸のものもあり、一定の間隔をとって包帯を巻いたようなものもある。包帯の名はミエリン鞘《しょう》、包帯と包帯との隙間の名を「ランビエの絞輪《こうりん》」と言う。ミエリン鞘は絶縁体であって、注射器を受け付けない。したがって、注射は「ランビエの絞輪」の部分で行なわれるのだ。

このたとえ話からもわかるように、ニューロンには二種類ある。ミエリン鞘のあるものを「有髄神経《ゆうずいしんけい》」と言い、これのないものを「無髄神経《むずい》」と言う。有髄神経では「ランビエの絞輪」だけに注射をするから、注射の回数が少なくてすむ。そのため、信号伝達速度も速い。これに対して、無髄神経ではあちこちからイオンが漏《も》れてしまうので、たくさん注射をせねばならない。

これを脳の皮質で見てみると、知性脳である新皮質は有髄神経でできていて、情動脳である古皮質や生命脳である旧皮質、つまり大脳辺縁系は無髄神経でできている。じつは、この違いが情動脳や生命脳と知性脳のエネルギー消費の差となって現われるのである。

イオンを注射するのにも、注射で入れたイオンを吸い出すのにもエネルギーがいる。そのことから、辺縁系の活動、たとえば情動脳の活動は、新皮質の知性脳の活動よりも多くのエネルギーを消費するのだ。

情動が高ぶると、脳の出力の大部分がそのために消費されるので、知性脳の活動レベルは低下せざるをえないことになるだろう。これは別の見方をすれば、知性脳のニューロンのほうが省エネ型、効率型にできているということでもある。

すでに第二章で書いたように、生体のエネルギー源であるＡＴＰは、ブドウ糖や脂肪酸をミトコンドリアが酸化することによって作られる。つまり、エネルギーを作るには酸素が必要だ。ところが、その酸素の2%は必ず活性化するという現象がある。活性化した酸素、すなわち活性酸素は生体に傷害を与える。

この現象を考慮に入れると、情動脳を盛んに働かせる人の脳は、活性酸素の害をよけいに受けるのではないかという仮説に到達せざるをえない。だから、情動脳の活性酸素がボケに繋がるという考え方も、まことに論理的な帰結だと言うことができるようである。

電子の流れがメッセージを伝える

ニューロン内のメッセージの伝達がナトリウム・イオンによって遂行されると言っても、そのメカニズムまでが解明されているわけではない。それについての私の仮説を、次に披露しようと思う。

177ページの図は、浜松の聖隷《せいれい》三方原《みかたはら》病院で一九九四年三月末に開催された「三三大学《さんさんだいがく》」という自由大学で発表したときのものだ。あとで友人に見せられた大木幸介先生の本にも同じような図があった。彼は第一章で分子栄養学の名づけ親として紹介したが、このような専門の研究者と類似のアイデアが出せたということは、私をおおいに満足させる。

メッセージは、ニューロンの「軸索」内を一定方向に流れるわけだが、そのときナトリウム・イオンが、周囲の環境から軸索内に流入する。そして、それに対応してカリウム・イオンが軸索内から環境へと流出する。

この仕事をやる装置として想定されているものに「ナトリウム・カリウム・ポンプ」がある。このポンプの構造について、大木先生と私は同じ考え方をしているのだ。

今紹介したように、ナトリウム・イオンとカリウム・イオンとは流れの方向が逆になっている。そういうポンプは回転式でなければならないのではないか。水平軸のまわりに回転する円柱があったとする。その円柱にはイオンのレセプター（受容体）が付いている。それがイオンを納めるポケットの役目を務める。

円柱の左の側にはナトリウム・イオンのレセプター、円柱の右側にカリウム・イオンのレセプターがあり、それぞれにイオンがはまりこんでいるとしよう。これが半回転したらどうなるか。円柱を側面から眺めれば、左右が逆転している。だから、ナトリウム・イオンは右側に移動し、カリウム・イオンは逆に左側に移動する。

考えてみれば、この円柱でできた回転ポンプは、軸索の周囲を覆《おお》っている膜の変形ということであろう。回転ポンプのイオン出入り口のいっぽうが軸索の内部に向いていて、もうい

ニューロン内のメッセージ伝達

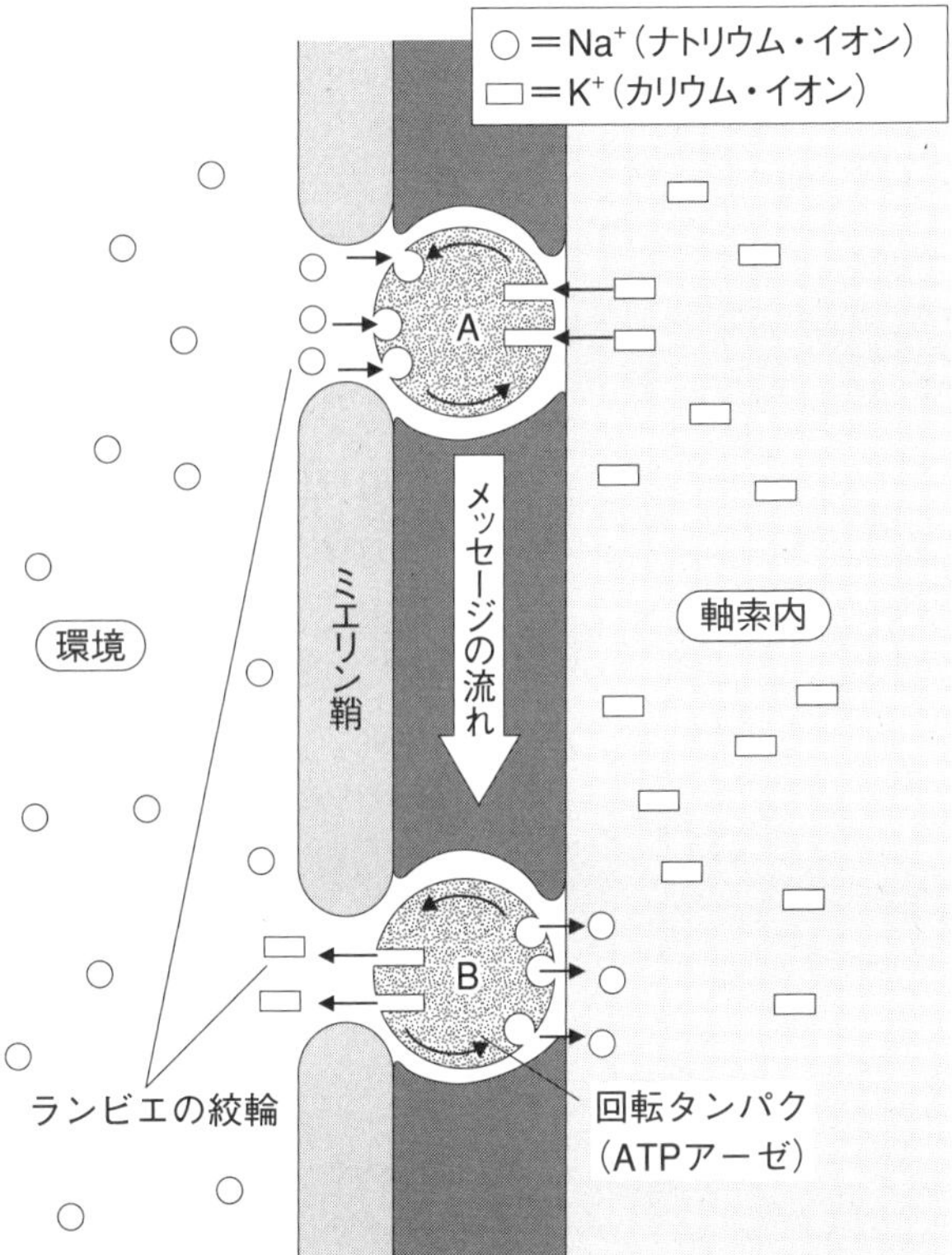

ニューロン内を情報が流れる場合、①まずポンプAのように、Na^+、K^+イオンがポンプに吸いつけられる。両イオンとも正イオンなので、ポンプ自体も正電荷を帯びる。②次にポンプが半回転し、イオンが放出される(ポンプBの状態)と、ポンプの電荷が負に戻るのである。

っぽうが軸索の外部に向いていれば、ナトリウム・イオンが入って、カリウム・イオンが出て行くことになる。

この両イオンはともにプラスのイオンだが、回転ポンプのポケット、つまりレセプターの数がナトリウム・イオンに対しては三個、カリウム・イオンに対しては二個の比になっている。この結果、ナトリウムが入ってカリウムが出て行くと、そこがプラスの電荷を帯びることになる。そのことがニューロンの中でメッセージの移動を実現させているのだ。

ここで、メッセージが上から下へ進むと考えてみよう。まず上のポンプが働いて、そののち、下のポンプが働くわけだが、このとき、上のほうのポンプがナトリウムを流入させたままの状態だったら、上も下も同じになってしまうから、メッセージが移動したことにはならない。下のポンプでナトリウムが入っているときには、上のポンプが、今度はさっきとは逆にナトリウム・イオンを環境に流出させ、カリウム・イオンを軸索内に戻すのである。つまり、ポンプがさらに半回転せねばならないのではないか。

この回転ポンプのイオン・レセプターのところに、イオンがくっついたり離れたりするしくみはどうなっているのだろうか。

それに対するひとつの解答はこうである。ナトリウム・イオンもカリウム・イオンも正電荷を持っているのだから、ポンプ本体が負に帯電すれば両イオンは吸いつけられ、これが反対に正に帯電すれば両イオンは放出されることになる。

今のところ、そのシステムの働きについて、文字にして書けるほど深く立ち入った仮説を私は持ってはいないけれども、ポンプが負に帯電するということは、そこにマイナスの電荷の電子が入るということにちがいない。正に帯電するということは、ポンプから電子が出て行くということである。つまり、ナトリウム・イオンが軸索の中を下方に移動するとき、軸索の膜にしかけられた回転ポンプに電子の出入りがあるということだ。

パブロフの予言は的中した

今日のようにMRI（核磁気共鳴画像法）やPET《ペット》（陽電子放射断層撮影装置）などが現われるよりはるか前、パブロフは次のように言った。「働いている脳を見ることができたら、無数の電灯が点滅する光景が展開されるだろう」と。

PETやMRIなどの発達は、先覚者の予言を現実のものにしている。そして、「無数の電灯」と彼が表現したものは、この回転ポンプにおける電子の出入りなのである。

軸索には長いものも短いものもあるが、いずれにしても、それぞれに一定の長さがある。メッセージは、ニューロンの入力側の末端装置から入って出力側の末端装置に抜けるのが普通である。ということは、ナトリウム・イオンの移動装置がいたるところに存在しなければならないということだ。

このように考えると、回転ポンプは軸索にあるばかりでなく、入力側末端装置から出力側末端装置にいたるまでズラリと並んでいなければならないという結論になる。これをPETやMRIにかけたら、ニューロンに沿って稲妻が走るように見えるそうだ。

ポンプを回すのにも電子を出入りさせるのにもエネルギーがいる。脳のエネルギー消費量が全身のそれの20%にものぼるという事実は、これで納得がいくだろう。

ここに説明したように、回転ポンプを隙間なく並べることは不経済と言うほかない。進化はこれを解決する方向に動いた。間隔をおいてポンプを配置するように設計が変更されたのだ。

この変更によって、ポンプとポンプとの間の軸索膜の部分に電子の出入りが起こる恐れが出る。そこで、この部分に不導体の包帯を巻くこととなった。これが前に述べたミエリン鞘である。

ミエリンは鞘《さや》という意味だ。ミエリン鞘とミエリン鞘との間の隙間が「ランビエの絞輪」という名前であることは、前にも書いた。回転ポンプは、この絞輪の位置で軸索を取り巻くように配置されている。

進化してミエリン鞘を持つようになった神経を有髄神経と言い、これのないものを無髄神経と言うこともすでに書いた。有髄神経が省エネ型であるのみならず、メッセージ伝達のスピードが大きいことは、進化の意義を思わせるのに十分であろう。

ニューロンのメッセージ伝達には、ナトリウムもカリウムも必要不可欠であることは、以上の説明でおわかりいただけたと思うが、この両物質は普通の食生活をしていれば不足はない。したがって、あまり心配することはない。

むしろ、気をつけなければならないのは、ポンプそのものの不調である。ポンプはミトコンドリアが作るエネルギー物質・ATPによって回っているので、ここでミトコンドリアの出力が問題となる。ミトコンドリアの出力を落とさないためには、無用な活性酸素の発生を防がねばならないということになる。

なお、回転ポンプの材料について一言しておく。このポンプは、イオンのレセプターを持つ巨大分子でなければならない。とすると、これはタンパク質以外には考えられない。なんとなれば、タンパク質分子の特性は、その立体特異性にあるからだ。イオンのレセプターなどを作るには、タンパク質がもっとも適している。

私の考えでは、ナトリウム・カリウム・ポンプの実体は「ATPアーゼ」だ。

前にも書いたように、ニューロンだって働くときにはエネルギーが要る。そのエネルギー源となるのは、ミトコンドリアで作られたATPである。ATPアーゼとは、ATPを分解し、そこからエネルギーを取り出す酵素のことである。酵素とは、タンパク質から作られている。ニューロンでナトリウムとカリウムの交換をしているタンパク質として、ATPアーゼを想定するのは、きわめて自然な考えだと思えるのである。

アインシュタインの脳に多く存在した物質

アインシュタインが頭がいいことについては、異論はないだろう。この人の脳は現在でも保存されているが、彼の脳の特徴は「グリア細胞」の数が格段に多いことにある。

アインシュタインの具体例からすると、よい頭とはグリア細胞の多いことではないか、という仮説が出て来るのは当然だろう。しかし、これについての定説はないようである。

グリア細胞とはニューロンを包んだり守ったりするのが役目の細胞であって、ニューロンに栄養物質を供給したりする。

このグリア細胞が供給する物質の中には、グルタミン酸がある。グルタミン酸は神経伝達物質であって、ニューロンで役目を果たすとグルタミンに変わってしまう。グリア細胞はこれを捕らえて、また元のグルタミン酸に戻すのである。

脳内にグルタミン酸が多いという情報が発表され、これを主成分とする化学調味料「味の素」が頭をよくする物質として話題になったことは第一章で紹介した。

この騒ぎがおさまったのは、グルタミン酸が「血液脳関門《けつえきのうかんもん》」を通過しないことが突き止められたからである。グリア細胞はニューロンを包みこんで、ニューロンに入る物質をチェックしている。これがすなわち、血液脳関門と言われる関所だ。

グリア細胞はニューロンと違って再生される。それには三種類のものがあって、ニューロンよりはるかに数が多い。むろん人間の脳の話である。

グリア細胞の三種の名前は、「ミクログリア」、「アストログリア」、「オリゴデンドログリア」だ。「ミクロ」は小さいの意、「アストロ」は星の意、「オリゴデンドロ」は少数突起の意である。

前にミエリン鞘という言葉が出て来た。これの実体は、オリゴデンドログリアである。

このグリア細胞は、舟の帆《ほ》のように四角形の板を拡げる。それが幾重にも軸索に巻きついて、ミエリン鞘を作るのだ。

アストログリアは「血液脳関門」の主役である。217ページで詳しく述べるが、これは「バリアー」とも呼ばれるもので、血管とニューロンとの間にあって、ニューロンに流入する血液成分を選択する。そのおかげで、ニューロンは危険物質から守られているのだが、なかには強行突破するものもある。一酸化炭素、シンナー、有機水銀、有機鉛、アルコールがそれである。だが、グルタミン酸はここで拒否される。

ミクログリアはマクロファージ（大食細胞）としての機能を持つ細胞だ。死んだニューロンがあれば、ミクログリアがそれを食べてしまう。

さて、さきほどのアインシュタインに話を戻せば、グリア細胞が多いからといって、ただちに頭がよくなるというものではないというのが私の結論だ。グリア細胞はたしかに大事なものではあるが、ニューロンの働きとは直接関係ない。グリア細胞が多いからニューロンの数が多いのだと見ることも可能だけれど、ニューロンは数が多ければいいというものではない。

そこにどんな情報が納まっているか、そして、それらがどのようなネットワークを組んでいるかが重要なのだ。

(2)　記憶は、どこに保存されるのか

DNA記憶説とは

ここまでは、ニューロンの中をどのようにメッセージが伝わっていくのか、という話をしてきたが、いよいよ次は、そのメッセージがどのようにして記憶になるのかを考えていくことにする。

前にも少しだけ書いたが、私はDNA記憶説を採っている。DNAが遺伝情報の担い手であることは、すでに確認された事実であるし、読者も知っているだろう。だが、私は脳の中のDNAにもうひとつの役割を与えようと思う。DNAを記憶の担い手として見たいのだ。

「生体の持つ高分子でいちばん安定なものはDNAである」と書いたことをご記憶だろうか。タンパク質、DNA、RNA（DNAのコピー）の中でもっとも安定しているのは、DNAなのだ。安定とは、分子の構造がくずれにくく長持ちするということである。活性

酸素などの攻撃さえ免れれば、DNAはその形を半永久的に保持する。RNAもDNAと同じ核酸の仲間だが、安定性に欠ける。タンパク質にいたっては、それに輪をかけて不安定なのだ。

記憶というものは長持ちしなければならぬ。そこで、記憶の担い手は安定性を強く要求されるのである。

となれば、DNAは最適の物質ではないか。何度も言うように、生体はきわめて合目的にできていて、不合理なところはどこにもない。DNAがもっとも安定しているのであれば、生命は迷うことなく記憶にもDNAを使うはずである。

「生命はタンパク質の一形態」と言ったエンゲルス

DNAは細胞核の中にある。そしてニューロンの場合、細胞核は細胞体と呼ばれる部分にある。

さきにも述べたが、このDNA分子を引き伸ばすと、縄梯子《なわばしご》に似た形のものになる。そして、そのDNAのステップはふたつの塩基《えんき》がペアになってできている。ペアになっているので、ステップのことを「塩基対《つい》」とも言う。塩基には水溶性と、そうでないものがあ

生体の設計図・DNA

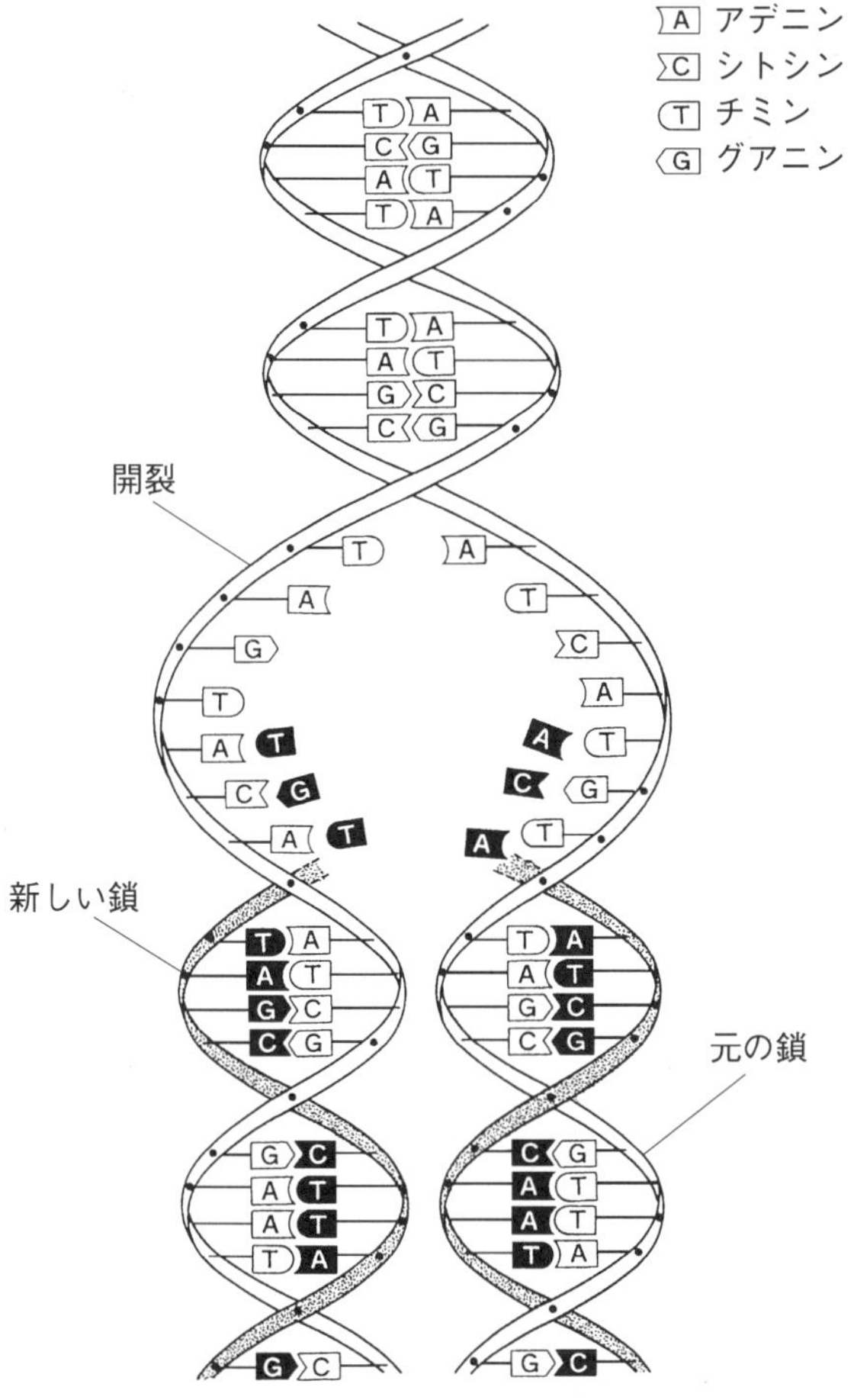
A アデニン
C シトシン
T チミン
G グアニン
開裂
新しい鎖
元の鎖

る。水溶性の塩基のことをアルカリと呼ぶ。

塩基が酸と反応して強い結合をすることはご存じだろう。たとえば、水酸化ナトリウムが塩酸と結合すると塩化ナトリウム、つまり食塩になる。

ところがDNAのステップでは、塩基と塩基とが弱い結合をしている。この結合の様式は、一般の化合物に見られる強い結合ではなく弱い結合であるがために、DNA分子のステップは、わずかなエネルギーでふたつに分かれる。この現象を「開裂《かいれつ》」と言う。

DNA分子は必要に応じて、部分的にも全体にも開裂する。開裂した部分は縄のれんのような姿になる。このときペアになっていた塩基が切れるので、塩基が露出するわけだ。

DNA分子を構成する塩基は四種である。「アデニン」、「シトシン」、「チミン」、「グアニン」の四つだ。これを表示するとき、A、C、T、Gの四つの頭文字を用いる習慣になっている。

DNAは遺伝情報の担い手だが、その内容はこの四つの塩基で表現される。ACTGのうちの三文字がひとつのアミノ酸を指示する。AAAがリジン、ATGがメチオニンという具合だ。

つまり、遺伝情報とは、要するにアミノ酸の順序を示すものにすぎないというわけである。では、アミノ酸をずらりと並べて何をするかと言えば、タンパク質を作るのである。タンパク質とはアミノ酸が組み合わさってできる物質だからだ。

エンゲルスと言えば、マルクスの協力者として知られた人物だが、いみじくも彼は「生命はタンパク質の一形態である」という意味の言葉を吐いている。これは千古《せんこ》不易《ふえき》の名言だ。生命はタンパク質によって構成され、そのタンパク分子の設計者がDNAであったのだ。生命の秘密はDNAの中に隠れていたのである。

この重大な秘密をあばいたクリックとワトソンの偉大な業績によって、旧来の生気説《せいきせつ》、すなわち生命を支配する特別な法則があるとする説は敗れ、物理学や化学の法則で、いっさいの説明ができることになったのはもう紹介ずみだ。私の分子栄養学も、ここを起源とする。

遺伝情報という用語が出て来たが、これは親から子に伝わるメッセージである。そしてそれは、ATCGの四文字をいろいろに並べた暗号であった。

DNAの開裂という現象を紹介した。暗号を読みとる必要が起きたとき、その部分が開裂する。そうすると暗号が露出される。開裂する前の塩基対は、必ずAとT、CとGがセットになっていることを書き添えておく。

このアミノ酸の並び方情報に、ひとつ雑音が入って、別のアミノ酸が紛《まぎ》れ込んだらどうなるか。DNAは望んだタンパク質を作れない。材料となるアミノ酸が不足していたらどうなるか。やはり、DNAの作業は頓挫するであろう。

私の創始による分子栄養学でタンパク質を重視する根拠は、まさにここにある。アミノ酸が不足すれば親譲りの生命にひびが入るのだ。

脳もコンピュータも二進法で記憶する

DNAの縄のれんでATCGが多様な順に並ぶわけだが、この中のAとGとは化合物質プリンに属する。またTとCとは同じく化合物質ピリミジンに属する。だから、DNAのステップの塩基対は、プリンとピリミジンが結びつくということでもある。

私はまず、記憶された情報は二進法の形の数字になっていると考える。二進法とは、1と0とのふたつの数字ですべての情報を表示する方法であって、コンピュータの演算に用いられている。

ここでプリンを1、ピリミジンを0としてみる。すると、たとえばDNAの塩基がAAATGTCCGTAとなっているとき、それが遺伝情報ならばリジン、メチオニン……

とアミノ酸の名前が出て来るけれど、記憶情報の場合には、同じものが１１１１０１０００１０１となる。これが電気信号として発振され、メッセージとして伝達されるとするわけだ。もちろん、これは私の仮説である。

コンピュータでは１が「オン」、０が「オフ」である。スイッチをオンにしたりオフにしたりの暗号で、あらゆる数字や文字を表わすのだ。

二進法と、われわれが日常使っている十進法との関係を図に描いてみよう（193ページ）。二進法では桁数がすぐに大きくなるが、１と０とですべてがすむ。数値計算をしても結果に変わりがない。そしてメッセージは、スイッチのオンとオフとですべてがすむ。コンピュータでこれを採用したのは当然だった。

さて、ここまでの議論には、私もある程度の自信を持っている。問題はここからあとだ。だが、ここからあとの論議に不確定さがつきまとっているのは、私の責任ではない。私は総合者であって研究者ではないのだから、専門家からの適切な情報の提供がなければ、怪しげな推理を披露せざるをえないのだ。まず、その点のご理解をいただかなければならない。

そんなことを活字にするのはけしからんと言われても、私は書く。それはたぶん総合者の心意気というものだろう。ここから先の論述をするにあたって、文献から得た知識を並べておく。

①ＤＮＡは、一本の縄梯子ではなく四六本に分かれて、二本ずつが対になっている。染色体とは、このものを指す。

②例外はあるが、すべての細胞は、同じＤＮＡを核内に持っている。同じとは、「塩基対の配列順が同じ」の意味である。

③脳のニューロンには正体不明の「ニッスル小体」がある。記憶を実現したニューロンには、ＲＮＡが現われる。

手がかりとして私が用意しているのは、これだけであるし、じつは、これで必要十分だと思ってもいる。

どこから読むかで、ＤＮＡの暗号は変化する

ＲＮＡについて私は多くを語っていないので、少しそれに触れておこう。簡単に言え

二進法では、1と0ですべてを表わす

<計算>

十進法	二進法
1＋1＝2	1＋1＝10
5＋6＝11	101＋110＝1011
8－3＝5	1000－11＝101
11－7＝4	1011－111＝100

十進法

```
   2
 ×3
 ───
   6
```

二進法

```
    10
   ×10
  ─────
    10
   10
  ─────
   110
```

十進法

```
    15
 2)30
    2
    ─
    10
    10
  ───
     0
```

二進法

```
       1111
  10)11110
     10
  ─────────
      11
      10
  ─────────
       11
       10
  ─────────
        10
        10
  ─────────
         0
```

<数字>

十進法	二進法
0	0
1	1
2	10
3	11
4	100
5	101
6	110
7	111
8	1000
9	1001
10	1010
11	1011
12	1100
13	1101
14	1110
15	1111
16	10000
⋮	⋮

ば、RNAはDNAのコピーである。両者の関係は、写真のポジとネガとの関係に似ている。写真の焼付けで両者は密着しているが、DNAとRNAの場合もそうである。

密着させてコピーを取る手続きには、まずDNAの中身が見えなければ始まらない。結局、それはDNAを開裂させればいいことになる。

ところで染色体の長さはまちまちであって、長いほうから一番二番と番号を付けることになっている。あるタンパク質が要求されると、それの設計図になっているDNAの部分が開裂して暗号を呈示する。そのDNAの部分がn番目の染色体のXという場所であったとすれば、開裂するのはそこだけであって、ほかの染色体は沈黙のままである。

仮に、これが血中のブドウ糖をコントロールするインシュリンを作る場合であったとすると、血糖値が上がったという情報が第n番目の染色体の該当部分に受容されると、それが開裂を誘導することになる。すると、インシュリンを構成するアミノ酸の暗号が現われるというメカニズムになっている。

DNA記憶の場合は、これとまったく違うプロセスが起きていると思われる。

あるメッセージが脳に入って来て、それがDNAによって記憶されるとしよう。このとき、たとえば一番目の染色体のDNAがその担当になるとする。DNAは開裂するのだが、それは末端から開始されるのではない。

末端からときまっているとしたら、露出する塩基の列はいつも同じになるので、暗号も同じになる。これでは異なる内容のメッセージを固定するのは無理である。

このように仮定すると、DNAの開裂の開始点は、次々にズレていればいいことになるだろう。そのズレは、塩基対一個でたくさんだ。それによって、塩基の配列は前のものとまったく違ってくるはずである。

記憶が実現すると、タンパク質が作られる

さらに話を進めたい。DNAの開裂によって露出した塩基列は、RNAに転写されてからニューロンの核膜孔を通過して細胞質に出る。そしてニッスル小体と出会う。ニッスルはドイツの精神科医の名である。彼の開発した染色法によって発見されたものが、ニッスル小体だ。

これが集まるとトラの皮のような模様を現わすところから、虎斑物質《こはんぶっしつ》と呼ばれることもある。この小体はタンパク合成を行なう小器官と言われているが、ニューロンにのみ存在するところからして、情報伝達になんらかの役割を持っているのだろう、と私はにらんで

いる。

つまり、プリンを1、ピリミジンを0と読む役割をニッスル小体に与えてみたいのだ。その仕事のために、ニッスル小体が塩基に貼り付くのか、それとも塩基列をなぞって走るのかというような具体的なことについて意見を述べるだけの材料は、今のところ私にはない。

だが記憶が実現したとき、ニューロンの細胞質にRNAが出現し、タンパク質が新生することは古くから知られている。ニューロンのRNAが、メッセージの固定や伝達の役割ばかりでなく、ほかの細胞の場合と同様にタンパク質合成の役割をも持つとすれば、前記の観察の結果はスムーズに説明できる。この点で、私の仮説はポイントを稼げるだろう。

ただ、ここで公平を保つために言っておけば、ニッスル小体はRNAとタンパク質との複合体であって、ニューロンが傷害を受けたりなどして正常な状態を失うと、溶けたようになってしまうのである。

このような事実から、ニッスル小体は染色体に似ていると言われている。だが私は、そのメカニズムを棚に上げて、ニッスル小体がニューロン特有の作業を担当する装置である、と考えてみたいのである。

記憶情報の解読役・ニッスル小体

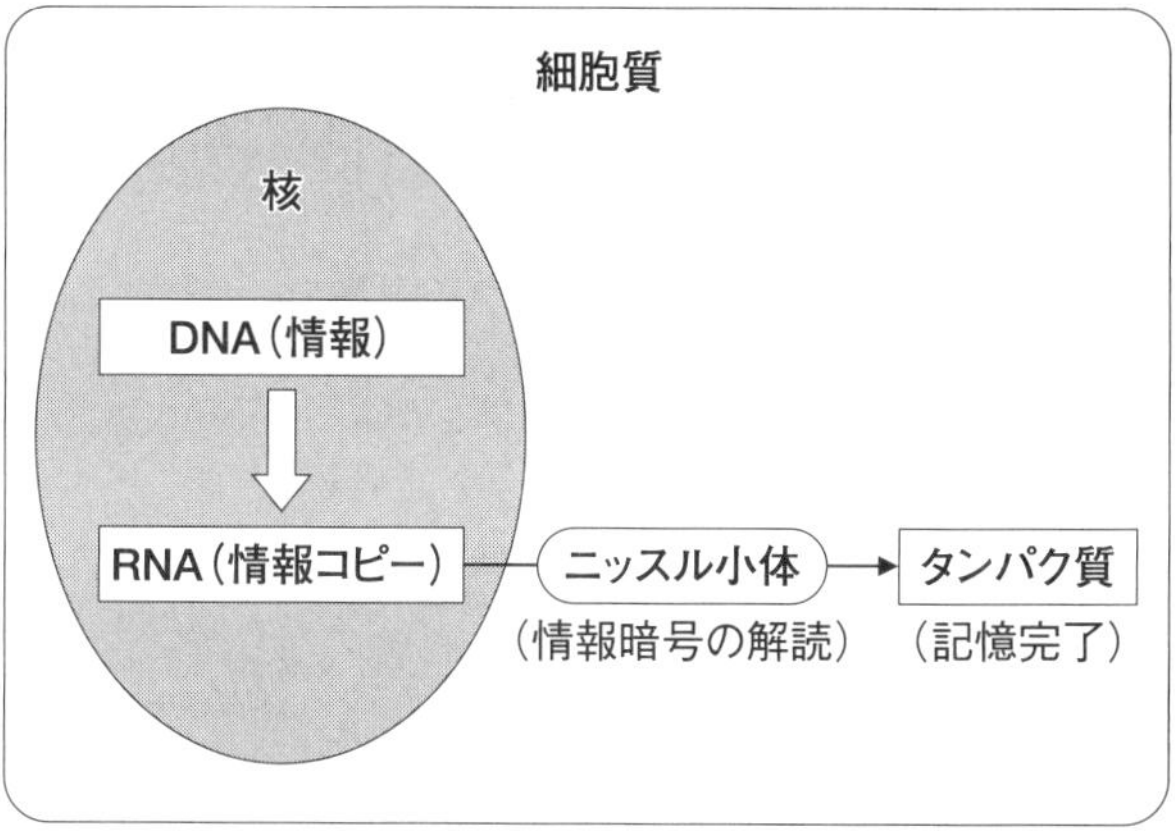

染色体の切れ目が記憶の切れ目

私の仮説をまとめてみよう。

まず、ＤＮＡがその塩基列を利用して言語ないし記号を記憶する。そのプロセスは、その塩基列のコピーとなるＲＮＡを作り、これを細胞質に送り出す。

すると、これにニッスル小体がなんらかの形で結合して、塩基列を二進法の数列に変換する。この結果として、記憶という作業が完了するわけだ。

ＲＮＡはこの作業ののち、本来の役割であるタンパク質の合成を行なうであろう。このタンパク質とＲＮＡの合体したものがニッスル小体でないとは言えないはずだ。

もちろん、これは夢物語の如《ごと》くに頼りな

い。フィクション以外のものではない。ここにそれをあえて試みたのは、「事実は小説よりも奇なり」という経験則に力づけられてのことだ。われわれは生体において、誰もが予想だにしなかったような現象を、いやと言うほど経験させられてきているではないか。

もちろん、ニューロンのDNAは情報処理だけを担当しているのではない。DNAの本来の仕事は神経伝達物質、微小管《びしょうかん》、シナプス小胞などの製造である。ニューロンのDNAもこの仕事を遂行する。一人二役というわけだ。この使い分けがどのようにして行なわれるか、それは「奇中の奇」に等しいとしか言えない。

ここではしかし、ニューロンに特有な仕事にポイントを合わせなければならないので、情報固定の問題に立ち返る。

DNAの開裂開始点をずらすことによって、次のメッセージを固定することはすでに述べた。そうしなければ、新しいメッセージの記憶ができなくなるからだ。しかしDNAは無限に長いわけではない。一定の長さで切れて染色体となっている。

一番目の染色体のDNAにおいて、開始点が末端まで来てしまったら、二番目の染色体が動員されなければならなくなる。そう考えると、長文のメッセージには染色体の乗り換え、したがってDNAの乗り換えがあることにならざるをえないだろう。

記憶のカギを握る海馬《かいば》

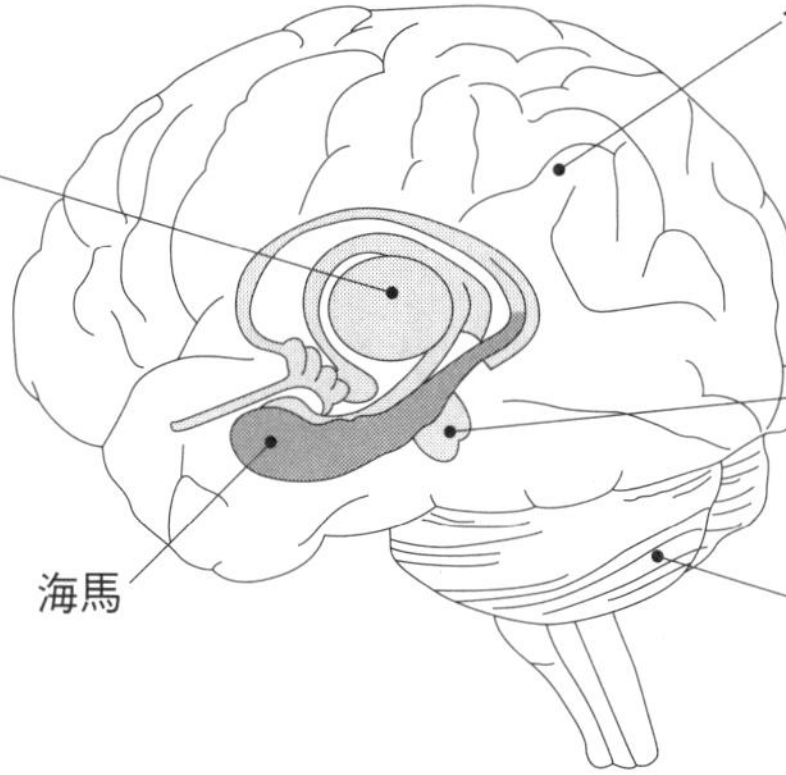

さきほど教育勅語の記憶が尻切れになった話を紹介した。この切れ目が染色体乗り換えのポイントと関係しているのではないか、と私は考えるのである。

脳は記憶を分類整理する

さて、ここに記したDNA記憶のプロセスは、「海馬《かいば》」において実現しているのではないかと私は考えている。

海馬というのは、大脳辺縁系の後部にあるタツノオトシゴのような形をした部分である。

この海馬が「記憶の宝庫」と呼ばれるのは、ヒトでも動物でも海馬を切除してしまうと記憶障害、ことに新しい情報を記憶することが困難になることが知られているからである。

しかし、海馬のニューロンの数は二〇万個ほどしかない。われわれの記憶の量は、それだけのニューロンには納まりきらないだろう、というのが私の意見である。勝手なことを言わせてもらえば、海馬は受付にすぎないのではないか。

海馬は新しいメッセージを受け付けておき、一定の時間をおいて新皮質に適当な引出しを見つけて、そこにしまいこむという作業を担当すると私は考える。

もちろん、すでに使われたDNAの部分が開裂してしまわないよう、そこでは抑制タンパクが働いているのだろう。抑制タンパクは、DNAの中でタンパク合成に使われない部分にも貼り付いているはずだ。

海馬から新皮質へのメッセージの伝送についての私のアイデアは、こうだ。

まず、あるメッセージが海馬に固定される。受付に納まったわけだ。そのメッセージは適当な機会に、新皮質の特定の領域のニューロンに送りつけられて、そこに固定される。それは海馬にあったものと同一である。このとき、海馬のそのニューロンは白紙に戻る。これが新しいメッセージの受付役となるわけだが、そのときの開裂開始点は、元のものと位置が違っていなければなるまい。

今私は、新しい記憶が「新皮質の特定の領域に送られる」と書いたが、その領域とは、新しい記憶のメッセージと緊張関係を持つ可能性のあるニューロンのコロニー（集合）を指している。コロニーとは植民地を意味する英語であって、細菌の場合によく使われる言葉だ。ひとつのコロニーにはひとつの符牒《ふちょう》があると考える。符牒によってメッセージの判別ができる。符牒によってコロニーの分類がなされているとするわけだ。

仮にその符牒が１１０１であったとしよう。塩基列は長いのだから、どこかに１１０１を探し出すことができるだろう。そこを開裂させて符牒として使うわけだ。

記憶は、こうして再生される

これで記憶に関する説明はすんだ。最後に残るのは記憶の再生の問題だ。覚えたことを思い出す過程の問題だ。

まず、特定のメッセージをひねり出す必要に迫られる段階が来る。つまり、記憶を思い出すときが来る。そのとき、そのメッセージの記憶を担当したニューロンが活性を高めなければなるまい。車のエンジンを始動するために、セル・モーターをかけるのと似ているだろう。

ここで言うメッセージは、しいて命名すれば「言語メッセージ」であり「記号メッセージ」である。このタイプのメッセージは、前述のようにコロニーを形成している。この全領域に対して「記号記憶野《きごうきおくや》」の名称を与えることにしよう。

ある脳が、そこに記憶された、あるいは銘記されたあるメッセージを再生することを要求されたとしよう。再生されるべきメッセージは、特定のコロニーに所属しているはずであり、そのコロニーには特定の符牒があるはずである。その符牒となっている信号が入力されれば、そのコロニー全体が励起《れいき》される。すなわち共振が起こる。このとき、このコロニーは「意識」されたことになる。

すでに了解されていることだが、記号メッセージは複数個のニューロンの列、つまりニューロン・シリーズ（シリーズとは直列のこと）によって担われている。そして、そこにコロニーを特定する符牒がついているわけだ。

あるコロニーに符牒信号が入力されたとき、ニューロン・シリーズのメッセージは最大振幅で共振するのではないか。具体的に言えば、メッセージの保有するニューロンのDNAはすべて開裂して、RNAに転写され、ニッスル小体を動かし、電気信号が発せられるのである。

「直観」「連想」のしくみ

このニューロン・シリーズの中には、ほかのコロニーのメンバーと緊張関係を持っているものがある。そのとき、発せられたメッセージに、そのコロニーも励起されるのだろう。これが「直観」とか「連想」という現象だと考えたらどうだろう。

前にも書いたが、思い出されたメッセージを伝達するにあたっては、シナプス・ギャップを神経伝達物質が渡らねばならない。伝達物質はシナプス後膜に受容され、そこで酵素によって分解されると同時に電位を生じ、そこから電気信号による伝達が開始され、例のナトリウム・カリウム・ポンプが働き出すわけだ。

ところで、神経伝達物質がシナプス・ギャップを渡るとき、その一部がレセプターに受容されずに環境に逸脱《いつだつ》する場合があるだろう。もちろん、ニューロンの周囲の環境の中には、そうやって出て来た伝達物質を分解する酵素も用意されているが、その酵素に捕まらずに自由に動く神経伝達物質がないとは言えない。

それがよそのコロニーに紛れ込んで、まったく無関係なニューロンのレセプターに受容されることもあるだろう。これが空想の正体ではないかと私は考えている。意識のレベルが上昇し、神経伝達物質が多く作られたときに、このような現象が起こりうるのではないだろうか。

さらにまた、次のようなことが考えられる。そうやって遊走する伝達物質が思わぬところのニューロンのレセプターに捕まれば、まったく無縁なメッセージが再現されることになる。「幻覚」と呼ばれるものは、このようにして起こるのではないだろうか。

栄養不足が幻覚を見せる

宗教に親しみを感じた経験がなく、それを深く知っていない人間が宗教についてとやかく言うことは穏当《おんとう》を欠く、と批判されるかもしれぬ。脳について考えているうちに、関連発想でこのような仕儀《しぎ》に立ちいたったという成り行きでご了承願いたい。

研究者によれば、ニューロンは一般に複数種の伝達物質によって作動するということになっている。大きく分けて神経伝達物質には、興奮性のものと抑制性のものと二種ある。抑制性伝達物質としては、ギャバ、タウリン、ビタミンB_1などが知られている。私はそこに問題を感じる。

神の啓示《けいじ》を得たとか、悟《さと》りを開いたという宗教的経験が、世の中で語られているが、その種の知覚を、幻覚ないし幻想と呼んでもいいのではないか。

こうした宗教経験の特徴は、正常な状態では起こりえない、という点にある。正常な状態で起こりえないということは、正常な状態では抑制されているということにほかならない。これは、抑制性神経伝達物質を想わせるではないか。

抑制性伝達物質として、ギャバ、タウリン、ビタミンB_1を挙げたが、ギャバを作るのにはビタミンB_6が、タウリンを作るのにはビタミンCがいる。ビタミンというものは積極的に摂らない限り、とかく不足に陥《おちい》る性質のものだ。

モーゼは、腹を空《す》かせて荒野をさまよったという。仏教の修行僧は修行の一環として断食を自ら課するという。モーゼも修行僧も栄養不良になっているはずだ。とすれば、ビタミンの不足が推測される。その当然の帰結として抑制物質の不足があるだろう。

研究者によると、ビオチンという名のビタミンの不足が幻覚を招くという。このビタミンはアミノ酸の一種、システインがあれば、腸内有用菌がこれを体内で合成する。したがって、システインの不足がなければだいじょうぶということになるが、断食をしたら、システインの欠乏が起きても不思議はあるまい。システインの主な供給源は卵だ。

幻覚・幻想を起こすニューロンのシナプス後膜は、そのシナプスの前膜からではなく、よそから迷走してきた興奮性伝達物質を受容する、というのが本書の考え方である。これが抑制されなければ、幻覚・幻想が実現すると考えるわけだ。

ビオチンについて一言しておくが、このビタミンは腸の状態が正常ならば不足することはまずない。ただ、ビオチンが腸壁から吸収されることを阻害するアビジンというタンパク質が、生《なま》の卵白には含まれている。卵の生食を不利とする理由のひとつに、アビジンの存在が挙げられる。卵白を加熱すれば、アビジンは変性してビオチンの邪魔をしなくなる。第一章で卵は半熟がよいとしたのはこういう理由からである。

脳の正常な機能は、それが要求する物質のすべてが供給されることによって保持される。そこには、抑制性伝達物質ばかりでなく、興奮性伝達物質も、エネルギー代謝に必要な物質も含まれている。あっさり言ってしまえば、栄養不良では、まともな頭脳は存在しないということだ。

「興奮」が「抑制」を越えるとき

シナプス・ギャップを伝達物質が移動してメッセージが伝わるときに、シナプス後膜において伝達物質が分解され、電位を生じるという話を書いた。

この、「電位」という言葉は電気を考えるうえで、もっとも重要なキーワードだ。

昔から電気は水にたとえられてきた。それは流れるという点で似ているからである。水は高いところから低いところへと流れる。これを、水位の高いところから水位の低いところに向かって流れる、と言うことができる。これにならって、電気は電位の高いところから低いところに向かって流れる、と言うことができる。ちなみに電圧という言葉は水圧から生まれ、電流という言葉は水流から来ている。

水は水位差があれば流れる。電気は電位差があれば流れる。「ボルト」という単位があるけれど、これは電位差の単位である。

ニューロンにおいては「シナプス電位」が問題になる。当然ながら、電位は入力側のほうが高くて、出力側のほうが低くなければならない。ここに生じた電位差を指して、シナプス電位とするのだ。

前に、興奮性神経伝達物質、抑制性神経伝達物質という言葉を出した。前者をプラス物質、後者をマイナス物質と言ってもいい。プラス物質は電位を上げる物質であり、マイナス物質は電位を下げる物質である。

さて、このシナプスの中をメッセージが流れるためには、一定以上のシナプス電位がなければならない。というのも、シナプスは本来、電気抵抗が大きいので、簡単には電流が流れないのである。一定の電位差があって、はじめて電流が流れる。

これを、さきほどのように水でたとえてみると、シナプスは水路のようなもので、そこには堰板《せきいた》がある。だから、少々の水があっても、水路には水が流れない。だが、水位をある高さまで増やしてやれば、水が堰板を乗り越えて水が流れ出す。その値を閾値《いきち》と言う。

これと同じことがシナプスでも起こっているというわけだ。そして、水位を高くしてくれるのがプラス物質であり、逆に水位を低くするのがマイナス物質なのである。

このようなしくみがあるために、シナプスの状態は電流が流れているか、流れていないかのふたとおりしかない。少し流れているとか、多く流れているというのは関係ないのである。

DNA記憶の説明で、私が「コロニーの符牒には二進法が使われている」と書いたのは、これと関係している。ニューロンの中を走る電流は、断続的なパルスの形である。つまり、0か1というわけである。それぞれのニューロンは、固有の記憶メッセージと、そのニューロンが属しているコロニーの符牒メッセージとを持っている。どちらかのメッセージに対応するパルス信号が来れば、そのニューロンは共振を起こす。

これがすなわち、ニューロンの興奮なのである。

電位が閾値《いきち》を越えるとき、電流が流れる

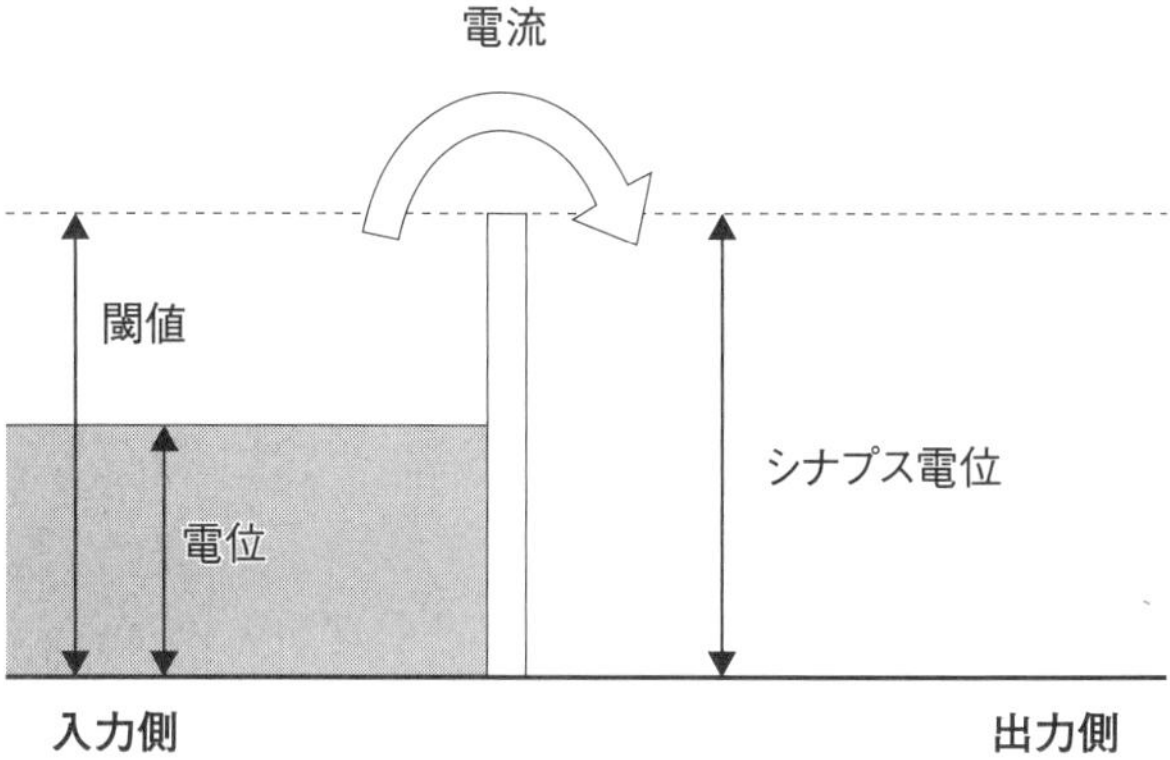

集中を助ける物質は睡眠中に作られる

さて、神経が興奮するのにプラス物質が必要であることは、わかってもらえたと思うが、マイナス物質について、もう少し書いておこう。

人間の営《いとな》みの中には、「思考」とか「思索」とかいう脳の作業がある。脳について論じるとなれば、それを避けて通るわけにはいくまい。

「ああでもない、こうでもない」という慣用句がある。問題のヒントをここに求めたらどうだろうか。

「ああ」を第一のメッセージとし、「こう」を第二のメッセージとするのである。「ああでもない、こうでもない」という作業は、第一、第二のメッセージをともに否定することである。

思索というのは、じつは「ああでもない、こうでもない」の積み重ねではないか、というのが私の考えだ。思索して、答えを探すといっても、その答えが記憶の中に眠っているということはまず考えられない。ものを考えるというのは、新しいメッセージを作るということである。新しいメッセージを作るには、いろいろな記憶を呼び出しては「ああでもない、こうでもない」と考えねばならない。

ここにおいて、マイナス物質の重要性はきわめて大きいと私は言いたい。あるメッセージを否定するためには、それを担っているニューロン・シリーズのシナプス電位を下げなければならない。ということは、そこで送り込むマイナス物質を増やすということだ。そうすれば、否定したいメッセージを持ったニューロンの活動は、抑制される。

このマイナス物質の代表は、前出のギャバである。これはグルタミン酸から誘導されるが、その代謝にはビタミンB_6が関与している。このビタミンの欠乏があればギャバは合成されず、結局、シナプス電位の引き下げが困難となり、いわゆる「集中」が無理になる。ほかの抑制性伝達物質の場合も同じことになる。

たとえば、この世には思い込みの激しい人物がいるものだ。頭の固い読者も多い。こういった人物の多くは、「ああでもない、こうでもない」と考えることの苦手なタイプなのではないか。とするなら、こういった人間にはこのマイナス物質が不足していると考えたほうがよい。彼らにはビタミンB_6が必要であろう。ただ、ビタミンB_6は白米やコーヒーに含まれているものなので、日常生活ではほとんど不足することのない物質ではある。

ここで、とくに受験生諸君に聞いてもらいたい話がある。研究者によれば、ギャバは睡眠中でなければ作られないそうだ。これはつまり、徹夜の勉強をした翌日は、集中が困難ということである。むろん、徹夜マージャンもいけない。

ここでまた、思考・思索の問題に立ち返ることにしよう。

「ああでもない、こうでもない」という過程の中で、第一、第二のメッセージが否定されたといっても、それを構成するニューロン・シリーズのすべてのシナプス電位が下がってしまっているわけではないだろう。そのニューロン・シリーズの中には、まだ一定のシナプス電位を持ったやつも残っているはずだ。「興奮の余韻《よいん》」とでも言えば、わかりやすいだろう。

だから第一、第二のニューロン・シリーズの一部は、まだ活性化しているのではないか。そしてこの第一、第二のニューロン群の間には緊張関係が残されているはずである。

思索を重ね、たくさんの命題を否定していくということは、いっぽうで、それまでおたがいに無関係だったニューロンが、横断的に緊張関係を持っていくということになる。それが、今まで考えもつかなかった新しいアイデアの創出に繋がるのではないか。

発想法の中でもユニークな存在として有名なものに、東京工業大名誉教授の川喜田二郎《かわきたじろう》氏（二〇〇九年死去）が主唱した「KJ法」がある。

この「KJ法」の骨子《こつし》は「相矛盾する概念をたがいに排斥せずに共存させておくことにより、それらが突然結びつくことがある。そして、その瞬間にこそ、まことに新鮮なアイデアが誕生する」というものである。

川喜田氏は文化人類学者であり、彼の仮説は経験則にのっとったものだが、大脳生理学の立場からも、この発想法の有効性は証明されるのではなかろうか。

「無駄な考え、休むに似たり」と言うけれど、無駄な考えをしていくことこそがニューロン間の新しい緊張関係を作り、それが画期的なアイデアを生むのだと考えられるのである。

大豆や卵がボケを防ぐ

さきほど、ニューロンの興奮に対してマイナスの働きをするものとしてギャバを紹介したが、このような神経伝達物質はギャバだけではない。プラスの働き、マイナスの働きをするものとさまざまだが、今のところ知られている神経伝達物質は、一〇〇種以上にもなる。その中でも、もっとも有名なのがアセチルコリンだろう。

アセチルコリンは、脳の神経においてはニューロンを興奮させるプラス物質として働く。ボケた脳では、アセチルコリンの不足があると言われている。

アセチルコリンは、ビタミンの一種であるコリンの化合物だ。コリンは自家生産のできる物質だが、脳の栄養条件を問題にするならば、これの補給源に手を出すことを考えなければならない。具体的に言うならレシチンを摂ることだ。レシチンは、大豆や卵の中に含まれている。

学問上のレシチンは「コリンリン脂質《ししつ》」の意味だが、日常用語のレシチンは、コリンリン脂質、イノシトールリン脂質、セリンリン脂質、エタノールアミンリン脂質などの総称である。

細胞膜は後者のほうのレシチンで組み立てられていて、これらを十分に摂取しているかどうかが健康を考える場合、重要になってくる。レシチンは認知症を改善するのに役立つとも言われている。

解剖学者によると、脳みそは「豆腐に油を塗ったようなもの」だと言う。脂質が大量にあるためである。脳の脂質の含有量は、乾燥重量の50%にも達する。

ちなみに、人間の体全体の70%は水分なのだから、脳がほかの器官に比べていかに特別かということが、ここでもよくわかるわけだ。しかも、この脳の脂質の大部分はレシチン=リン脂質なのである。

そのうちわけは、前述のようにコリンリン脂質、イノシトールリン脂質、セリンリン脂質、エタノールアミンリン脂質などとなる。

脳の部位で見てみると、ニューロンを覆っているミエリン鞘に多くの脂質が使われている。ミエリン鞘の乾燥重量の80%までが脂質なのだ。

前にも書いたが、脳のニューロンの中で、ミエリン鞘で覆われているのは大脳新皮質、つまり知性脳のニューロンである。情動脳のニューロンは裸のままだ。「ミエリン鞘は知性脳だけにある」ということと、「ミエリン鞘は脂質から作られている」ということのふたつを考え合わせれば、おのずとレシチンの重要さがわかろうというものだ。

納豆が記憶力を高めてくれる

私は夜十一時前後にベッドに入って眠りに就《つ》くまでの間に、NHKのラジオを聞くのが習慣になっている。ついせんだって、その時間に天才少年の話があった。マイケル・カーニーという名前で、日本人を母親とする男の子である。

マイケル君はハワイに生まれ、IQが二五〇とか言っていた。異常なおマセということになる。彼は、十六歳で大学を出た。もちろん卒論もちゃんと書いたそうだ。

彼のIQが高かった原因として、納豆の話が出てきた。子どものときから納豆を多量に食べさせられていて、その習慣を今でも続けているという話であった。

納豆が記憶力増強に関わる物質を含むことは、たしかである。その名をフォスファチジルセリンと言う。長たらしくて日本人向きではないので、私は「セリンリン脂質」という名前で呼んでいる。さきほど書いたように、セリンリン脂質もレシチンのひとつで、大豆や卵の中に含まれているが、この物質には記憶力増強作用があるという話になっている。

もちろん、科学的な立場からすれば、「納豆を毎日たっぷり食べたら、誰でもマイケル君のようにIQ二五〇になれる」とまでは言えない。第一、マイケル君の頭がいいのが、納豆だけのおかげかはわからない。ラジオのアナウンサーも、そんなことまでは言わなかった。だが、マイケル君の脳にセリンリン脂質がふんだんに供給されたことだけは、たしかである。

妊娠中の飲酒は要注意

セリンリン脂質の効用として、ナトリウム・カリウム・ポンプにもあったATPアーゼを活性化して、シグナル伝達や神経伝達物質合成のコントロールなどに関わっていることが、知られている。マスコミに納豆が登場するのも理由のないことではない。ネズミの脳にセリンリン脂質を注射した実験では、脳のブドウ糖蓄積量が増加し、アセチルコリンの放出も増加したという。納豆にボケ防止効果がある、と言ってもウソにはなるまい。

このセリンリン脂質の作用は、ほかのリン脂質には見られないものである。この事実の説明として、セリンリン脂質だけが血液脳関門を通過できることによる、という意見がある。ご承知のとおり、毛細血管は全身を網の目のように分布している。ことに脳の毛細血管は、容積一立方ミリメートルの中に一メートルの総延長を持っている。

脳以外の組織の毛細血管では、その内壁を作っている内皮細胞の間には若干の隙間《すきま》が開いて、そこから白血球などの血液成分が出ていくことを許している。ところが、脳の血管のまわりはアストログリア細胞（183ページ参照）が取り巻いている。

このアストログリア細胞というのが、血液脳関門の正体である。グリア細胞の材料は脂質で、脂溶性物質しか通さない。

ここを通ることが許された物質は、グリア細胞や毛細血管の壁の中にある輸送体によって、ニューロンに運ばれるのである。さきほどのセリンリン脂質は、リン脂質の中でも特別に、この血液脳関門を通ることが許されているらしい。

繰り返すが、この血液脳関門は原則として、脂溶性物質しか通さないのだが、有機水銀、シンナー、アルコールなどはフリーパスになっている。シンナーやアルコールを摂取すると、脳の働きが変調するのはそのためである。

また、二歳ぐらいまでの子どもでは、この血液脳関門は未発達である。妊娠中や幼児期の栄養に気をつけなければならないと言われるのも、このことから来ている。

サリンで、なぜ人は死ぬのか

アセチルコリンを神経伝達物質とするニューロンは、コリン作動性ニューロンとも呼ばれる。アセチルコリンはこのニューロンの細胞体で合成され、「微小管」というタンパク質の細いチューブを通って、終末ボタンへ行く。そして、その大部分はシナプス小胞に納まる。

アセチルコリンであろうとギャバであろうと、神経伝達物質は、ニューロンの発火のたびに終末ボタンから放出されなければならない。

シナプス電位がその閾値（208ページ参照）を越えるために必要な伝達物質の分子数は、二〇〇ないし三〇〇と言われる。だから長いメッセージでパルスが頻発するときのためには、神経伝達物質をストックしておかねばならない。そのためにシナプス小胞が、ひとつあたり約一万個の分子を収納しているのである。

このシナプスで神経伝達が実現するとき、ストック役のシナプス小胞はシナプス前膜に移動して、神経伝達物質を放出するわけだが、放出された伝達物質をそのままにしておくわけにはいかない。用がすんだら、伝達物質を分解する必要がある。そこでアセチルコリンの場合だと、コリンエステラーゼという酵素が働いて、これを分解する。

読者の多くは、「コリンエステラーゼ」という酵素の名前を、どこかで聞いたような気がするのではないだろうか。

この酵素のことが広く知られるようになったのは、例のサリン事件が原因である。オウム真理教の麻原彰晃は、長野県松本市と東京の地下鉄でサリンを撒《ま》いて、毒ガスの残忍さを世界中に示した。

このサリンは神経ガスと呼ばれるものである。なぜ、サリンが神経に障害を起こすかと言えば、コリンエステラーゼの働きを阻害するからだ。

サリンが人体に入ると、アセチルコリンの分解ができなくなる。その結果、脳のコリン作動性ニューロンは暴走を始め、その結果、全身の骨格筋に収縮の命令が伝わるので痙攣《けいれん》が起きる。

神経伝達物質アセチルコリンは、広い用途を持つもっとも重要な神経伝達物質である。それは知能に関係するが、知覚や運動にも関係する。アセチルコリンの働きは、ニューロンの種類によっても変わり、手足や瞳の筋肉のニューロンには興奮を与え、心臓や肺を動かす筋肉のニューロンでは、抑制的に作用する。その結果、手足や瞳の筋肉は収縮しようとして痙攣を起こし、逆に心臓や肺の動きは止まってしまう。

このような恐ろしい働きがあるから、サリンなどの神経ガスは、戦場でさえ使うことが禁止されているのである。

中年過ぎての禁煙は、ボケの原因

タバコは、心筋梗塞にかかるリスクを上昇させると言われている。これにはニコチンが関係している。ニコチンは、酸化によってニコチン酸（ナイアシン）というビタミンに変化する物質であり、ニコチン酸は、肝臓でアミノ酸の一種トリプトファンから合成されている。

ニコチン酸は、ATPづくりなど多くの代謝で必要であって、その不足はペラグラを発症させる。ペラグラの症状が、皮膚や消化器の炎症・出血やめまい、知覚異常、うつ、幻覚など、広範囲に及ぶのも理由があるのだ。

タバコのニコチンは、人間の知的作業能力を向上させる働きがある。このことは、スモーカーの人なら先刻ご承知のことだろう。

では、なぜニコチンを摂取すると知的活動が活発になるのか。それは、さきほどのアセチルコリンの話と関係がある。

繰り返しになるが、脳のニューロンにおいてシナプス電位が高まり、メッセージが伝わるようになるためには、シナプス前膜の小胞から、アセチルコリンなどの興奮性神経伝達物質が放出されなければならない。

ニコチンもニューロンに刺激を与える

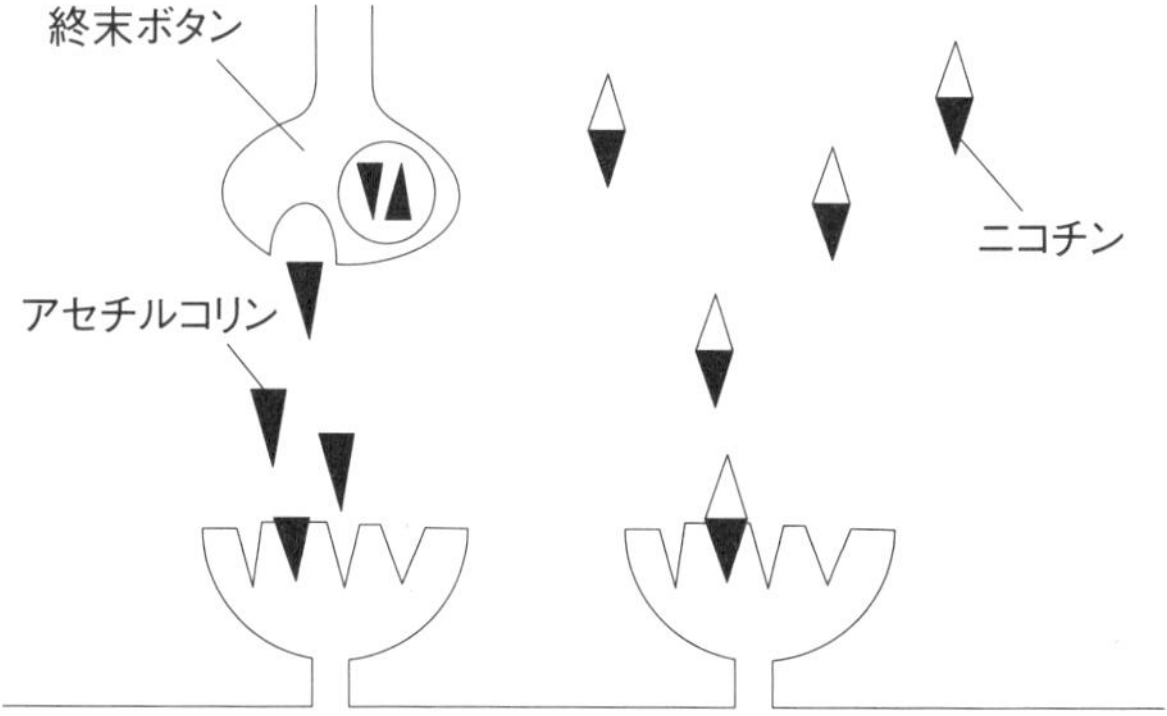

樹状突起（ニコチン性アセチルコリン受容体）

その物質がシナプス後膜の受容体にキャッチされたとき、シナプス電位が変動する。

ところが、ここでおもしろいのは、アセチルコリンのキャッチャー役である受容体の中には、ニコチンをアセチルコリンと同じように受け取ってしまうものがある。

そういったタイプのものをニコチン性アセチルコリン受容体という（上の図）。

タバコを吸って、頭の中がすっきりするというのは、このせいである。すなわち肺の血管から脳に移動したニコチンが、アセチルコリン作動性のニューロンに刺激を与えるのだ。

アセチルコリンの効果は、ニコチン作用

と呼ばれることもある。ニコチン性アセチルコリン受容体は、運動神経と筋肉細胞の接合部や自律神経のシナプス後膜に多く、ニコチン作用は受容体との結合がなければ起こらない。

ニコチンは、マラリアの特効薬キニーネやモルヒネと同じ植物アルカロイドの仲間で、生体への薬理作用を持っている。われわれの脳の中には麻薬の受容体があり、それによってモルヒネは鎮痛効果を生じるのだ。

生体にこのような受容体があるのは、進化のプロセスで環境中の機能性物質を利用するようになったことを示している。

中高年以降に発症するパーキンソン病のリスクは、コーヒーのカフェインで低下するというハワイ大学の報告があるが、これは神経伝達物質ドーパミン受容体を介した作用効果と言われている。そして、タバコにもパーキンソン病発症抑制の可能性があるというのだ。

この病気は、脳の「黒質《こくしつ》」と呼ばれる部分の細胞数が半分以下になると始まると言う。もともと、黒質の細胞は死亡率が高い。その理由はこうである。黒質の黒い色はメラニンから来ている。

メラニンはアミノ酸チロシンを原料として作られる物質で、髪の毛や肌の色素もメラニンであることは、ご存じだろう。そのメラニンが黒質で合成される際の代謝において、副産物として活性酸素が発生するのである。だから、黒質は危険にさらされているわけだ。

この黒質のニューロンは、アセチルコリン作動性ではなくて、ドーパミン作動性ニューロンと呼ばれる。

ドーパミンもアセチルコリン同様、神経伝達物質のひとつであって、その原料はメラニンと共通のチロシンである。

私の考えでは、黒質のニューロンの受容体も、ドーパミンの代わりにニコチンを受け取って作動していることになる。

いずれにせよタバコの発ガン性は、繰り返し指摘したように活性酸素のせいであって、ニコチンには罪はない。活性酸素はたしかに危険このうえないが、何もタバコだけが活性酸素を作るわけではない。ストレスだって、直射日光の中の紫外線だって、病院でもらう薬だって活性酸素の発生源だ。

人類が永年にわたって愛用してきたものには、それだけの根拠があるのである。学問の進歩が提供する新しい情報によって、判断しなければならないことは多い。

麻薬は、なぜ人を狂わせるか

ニコチン性受容体に続いて、ムスカリン性受容体について説明しよう。

ムスカリンというのは、実存主義者のサルトルが小説を書くときに使ったとされる麻薬で、ある種の毒キノコやサボテンに含まれている。中米のインディアンが、これを飲むと神が見えると言って祭礼に際して使用したりする。

テーブルの引出しを開けるとカニがゾロゾロ出てくる話がサルトルの小説にあるが、われわれが知っているように、サルトルもムスカリンを使う前からカニを知っていたはずだ。それはすなわち、カニに関する情報を納めたニューロンが、脳の中にあったということだ。

彼の口から入ったムスカリンはそのニューロンまで行って、ムスカリン性受容体に受け入れられたのだろう。そこで、カニの幻覚が見えたというわけだ。

ムスカリン性アセチルコリン受容体は、知的作業に重要な役割を持つらしいと言われるが、詳しいことはわかっていないようである。要するに、われわれのニューロンに関する情報は文字どおり貧弱なのである。

脳が散漫に働くとき、あちこちのニューロンからいろいろな伝達物質が出てニューロンの環境に拡散する。それがあちこちのニューロンのシナプス後膜の受容体に結合し、そのときの条件しだいでそれを発火させる。

これが幻覚というものだろう。

そういうことだとすると、神経伝達物質が統制をはずれるのはまずい、という結論になる。だからこそ、神経伝達物質を分解するシステムが整ってなければなるまい。そのために、われわれがやるべきことは、分解酵素の原材料となるべきアミノ酸を十分に摂取することであるのは、論をまたない。

第四章　脳細胞こそ、もっとも長寿な存在

——正しいトレーニングで、誰でもどんどん利口になる

ニューロンの脱落は、なぜ起こるのか

鍛錬という概念がある。オリンピックなどで抜群の成績を上げるスポーツマンは、おそらく先天的に優れた運動能力を持っていたのだろう。鍛錬によって、それが花を咲かせたのである。

知能に障害があると見られている大江光君は、作曲家として立つことができた。やはり知能に障害があると見られていた山下清《やましたきよし》は、後世に残る絵を制作することができた。よき指導者が潜在能力を引き出すことに成功した、と言ってしまえばそれまでのことだが、ここには重大な問題が隠されている。

それは「人間の存在価値は先天的要素によってきまるのではなく、後天的獲得要因によってきまる」ということだ。そして、現在のわれわれの知識は、そのプロセスについて十分熟してはいない、ということに気づかされるのである。

後天的獲得要因の対立物として、後天的退行があることを見逃してはなるまい。全身の細胞数は、最盛期、すなわち成人したあたりで六〇兆と言われる。その後、それは平均して一日に九億個ずつ失われるとの計算がなされている。

脳の場合、この最盛期を過ぎると、平均して一日に一五万個のニューロンが脱落すると

言われる。仮に最初の数を一〇〇〇億個とすると、一日に失われる数は、最初の数の一〇〇万分の一・五、つまり一・五ppmにすぎない。しかも、生体の合目的性から考えれば、これは未使用ニューロンを整理する性格のものだから、けっして大きな問題にはなりえない。このことは、脳を最重要な器官とするわれわれにとっておおいなる恩恵である。

いくつになっても、脳は鍛錬を好む

人間の頭の特徴のひとつは額が大きいことだ。この額の奥には「前頭葉」と呼ばれる領域がある。人類の脳ではこれがよく発達して、大脳新皮質の表面積の40%を占めている。原人ピテカントロプスの前頭葉はこれより目立って小さく、ゴリラにいたってはまことに小さい。

この大脳前頭葉の役割は、情報処理を行ない、結果をアウトプットすることにあると言われる。これはつまるところ、知性脳の主役ということだ。

一部の研究者は、前頭葉の発達は二五歳からだと言っている。

しかし、科学史上の大天才アイザック・ニュートンは、万有引力の法則の発見、微分積分学の発明、光の分散の発見など、ひとりの人間にはできないほどの業績を残しているが、それらのすべては二五歳になるまでにやってのけた。ニュートンの前頭葉は他人より早く発達したということなのか、それとも、そもそも二五歳から前頭葉が発達するという説がまちがっていたのか、私にはわからない。

また、ある研究者の報告によれば、情報の蓄積量が最大になるのは五〇歳代、情報処理能力が最大になるのは六〇歳代であるという。これは、私自身の経験から見ても、賛成できる。私は共著を含めて三〇〇点の著作をしているが、主要なものは、すべて六〇歳以後のものだ。

脳の発達については、まだまだわからないことは多いけれど、少なくとも「人間の脳はなかなかしぶとい」ということだけはまちがいない。ボケさえしなければ、なかなか長持ちする。それは、「歳がいくつになっても、脳は鍛練が効く」ということでもある。

鍛練できるのは、脳と手足と心臓の三つ

後天的要因獲得への道は、原則として鍛練ということになるだろう。脳の場合には、鍛練という言葉より学習と言うほうが適切かもしれない。だがしかし、ここでは「鍛練」(トレーニング)として一括することにしたい。

さて人間は、自然死のない細胞を二種類持っている。ひとつは神経細胞、ひとつは筋肉細胞である。つまり、これらの細胞には「寿命」がないのである。さきほど「毎日、一五万のニューロンが脱落していく」と書いたが、これは寿命が来て死んでいくのではない。まっとうに使われていないので、自分から消滅してしまうだけの話である（アポトーシス、147ページ参照）。

死なない細胞では、その細胞自身が保存されるが、細胞の中身も保存される。ということは、鍛錬という作業で獲得した何かがあれば、それもまた保存されるということである。皮膚や髪の毛などの細胞は寿命があって、毎日のように死んでいくから、いくら鍛えても、そこで獲得されたものは消え去ってしまうけれど、脳や筋肉にはそういうことは起きないのである。

しかも、鍛錬について言えば、脳は筋肉よりもずっと好条件を備えている。

脳と違って、筋肉はタンパク貯蔵庫の役割も同時に負わされている。ストレスや極端な低タンパク状態に出会うと、生体は筋肉のタンパク質を使おうとする。その結果、筋肉は犠牲にならざるをえない。運動選手が現役から離れると、能力が極端に落ちてしまうというのも、そういったことが関係している。

ところが、脳においては、このようなことはまず起こらない。低タンパク質の状態になっても、機能が一時的に落ちるだけのことである。

テレビは脳を鍛練するか

では脳の鍛練とは、いったい何か。

それは情報をニューロンに固定、つまり記憶し、それを必要なときすぐに取り出せるように高い活性状態におくことを意味する。具体的に言えば、神経伝達物質の分子数やミトコンドリアの数を増やす作業を意味する、と考えられる。

脳のニューロンの場合、鍛練の対象となるのは、記憶であり、シナプスの形成であり、シナプス荷重の増大である。

一般的に言えば、記憶量は大きいことが、そしてシナプスの数は多いことが、しかも、シナプス荷重は大きいことが望ましい。もちろん、記憶の質やシナプスのありかたなどが、重要な問題となるのは言うまでもない。そのことについては、あとで説明したい。

ここで、鍛練について一言付け加えておくことがある。脳でも筋肉でも、鍛練には物質の用意がなされなければならない、ということだ。つまり、鍛練の前に栄養あり、ということだ。鍛練と言えば、脳においても筋肉においても活動を命ずることになる。それは化学物質の消費を代償として要求するのだ。

すなわち、上質なタンパク質、ビタミン、そしてレシチンなどの十分な補給をつねに考慮することである。なぜ、これらの物質が重要なのかはすでに説明したから、あえて書かない。

また、鍛練をしようと考えるのであれば、くだらない話題には付き合わないことだ。すなわち、ことさらに情動脳を刺激してエネルギーを浪費したり、活性酸素を発生させないように心がけなければいけない。

そのためにも、一日中、テレビにしがみつくようなことは止めなければいけない。下品なテレビ番組は情動脳を刺激するだけだし、貴重な時間をも泥棒する。「時間は生命である」と言っておきたい。時間を浪費する人は、生命を浪費する人である。「タイム・イズ・マネー」という言葉は私は嫌いだ。ついでに言えば、「ギブ・アンド・テイク」という文句も大嫌いだ。

なぜ、ガンはボケも呼ぶのか

話を戻せば、老人の脳では、ニューロンの数は減っているが、その分、脳細胞のジャングルは密になっているという。

これは一《いち》研究者の言い分だが、ニューロンのシナプスにある終末ボタンは、新しいシナプスを作ろうとして動き出すらしい。そして、それは老人にも起こりうるという。それにはエネルギーがいることを、もう付け加える必要はないだろう。

何度も書いたが、ボケの最大の原因は活性酸素である。

かつて、癌研究会病院の金田正一《かねだしょういち》放射線部長が、スタンフォード大留学から帰って、私に言ったことがある。「放射線一クールごとに一〇年分の老化が起きる」と。放射線は掛け値なしの活性酸素発生源なのだから、この言葉には千鈞《せんきん》の重みがある。

アメリカの元大統領レーガン（二〇〇四年死去）がアルツハイマー病だったことは周知の事実だ。それと同時に、彼がかつてガンを患ったことも周知の事実だ。

アメリカでは、ガンに対しては日本と違って、まず放射線照射を選択する習慣だと聞いている。だから、彼も活性酸素によるガン細胞攻撃を受けたにちがいない。そして、それが彼のボケに一役買っている、と考えられる。私の家内もさる友人も、同じような不幸に見舞われた。

しかし、現在では活性酸素対策が確立している。放射線治療を受けるのであれば、十分な活性酸素除去物質を摂ることだ。そうすれば、ボケの危険性は減って然るべきである。

脳と肉体との関係とは

ちなみに、これまで本書では「脳の健康は、体の健康と連続している」という立場で話を進めてきた。脳はほかの臓器にはない特徴を持っているが、やはり肉体の器官である。だから、ビタミンやプロテインのことを考慮に入れなければならないというのが、大雑把《おおざっぱ》な話だ。

しかし、これはあくまでも脳の機能を円滑《えんかつ》に動かすための話であって、それがそのまま鍛練に繋がるわけではない。つまり、脳と体は連続しているけれども、体を鍛練すれば脳も鍛練されるわけではないということである。

「メンスサナ・イン・コルポレサノ」というラテン語の古い伝承文がある。メンスは精神、コルポレは体、インは中、サナ・サノは健全な、という形容詞だ。

これを日本語に訳して、「健全なる精神は健全なる肉体に宿る」とするのは誤りだと言われるようになってきた。つまり、これを格言として読むのではなく、文字どおり「健全な肉体の中の健全な精神」と解釈すべきだと言う。すなわち、これが人間の理想の姿だというわけだ。このほうが好ましいのは言うまでもない。

精神のありかを脳とする考え方に批判的な人もいないではないが、現代人の大多数は、この考え方を認めるだろう。そして健全な脳と健全な肉体との両立を理想とするだろう。

しかし、ケンブリッジ大学のスティーブン・ホーキング教授（二〇〇九年に退任、研究活動は継続中）は、口を利《き》くことも字を書くこともできず、車椅子に坐りっきりだ。そこに健全なる肉体はない。それでいて、新しい物理学の世界を開発して学界を驚かせている。そこに、健全なる脳の存在を疑う人はいないだろう。

健全でない肉体の中に健全な脳が存在することはありうる。逆に、健全な肉体に不健全な脳の存在することもおおいにありうる。

私は健康という概念をレベルで考えることにしている。その言葉を使うとすれば、健康レベルの高い脳が健康レベルの低い体の中にありうる、ということになる。

精神と肉体とは別ものだとする二元論は、今日では古くなった。とはいえ、健康のレベルを考えるとき、両者は別ものとして扱われる必要があるのだ。

脳も肉体も「みっちり使う」こと

肉体の健康のためと呼ばれるものには、ジョギングあり体操あり水泳ありで、いろいろな方法がある。

そのどれもが、肉体の健康のためであって、脳の健康など眼中に置かれていない。健全な脳が健全な肉体に宿るときまったものであったなら、スポーツをやっていれば、当然の結果として健康レベルの高い脳ができていくはずだが、そんな奇妙な話はありえない。

すでに論じたように、脳の主要な働き手はニューロンであって、ほかの器官においては事情がまったく異なるという事実がある。これは重要なポイントなのだ。

日常生活の中の健康のための第一条件は、全器官の合目的的なプロセスがスムーズに進行することだ。これは栄養の問題だから、むしろ簡単と言っていい。

しかし、われわれは、スムーズに動くだけでは飽きたらず、健康のレベル・アップを望んでいるわけだ。

余談になるが、二五年ほど前のことだ。友人に東京都中野区の中学校の先生がいた。あるとき、相撲の二子山部屋《ふたごやまべや》の親方が学校へやって来て、「うちの弟子に勉強をさせないでくれ」と頼まれたという。

単純な解釈をすれば、親方は、骨格筋の鍛練にとって、知性脳の鍛練はマイナスになると思っていた、ということになる。その頭の中で、肉体の健康レベルと脳の健康レベルとは、別ものであるどころか対立物だったのだ。

だが、舞の海や智ノ花などの小兵力士を見よ。彼らは肉体のハンデを知性でカバーし、大型力士を次々に負かすではないか。

私は、ある相撲部屋へ講演に行ったことがある。ずいぶん昔の話だが、そのとき稽古を見て、その前近代性にあきれてしまった。しかも、私の講演中、力士たちはどんなユーモアにもまったく反応しないでポカンとしている。

相撲の稽古を見ていると、そこにあるものは筋肉の鍛練だけのようである。筋肉の最小単位はフィラメントと呼ばれる糸より細い繊維であって、筋肉の鍛練はこの数を増やすことと、ミトコンドリアの数を増やすことのふたつになる。

じつは、脳の鍛練も原則はこれと同じようなものだ。脳をみっちり使って、ニューロンの数を増やすこと以外にない。

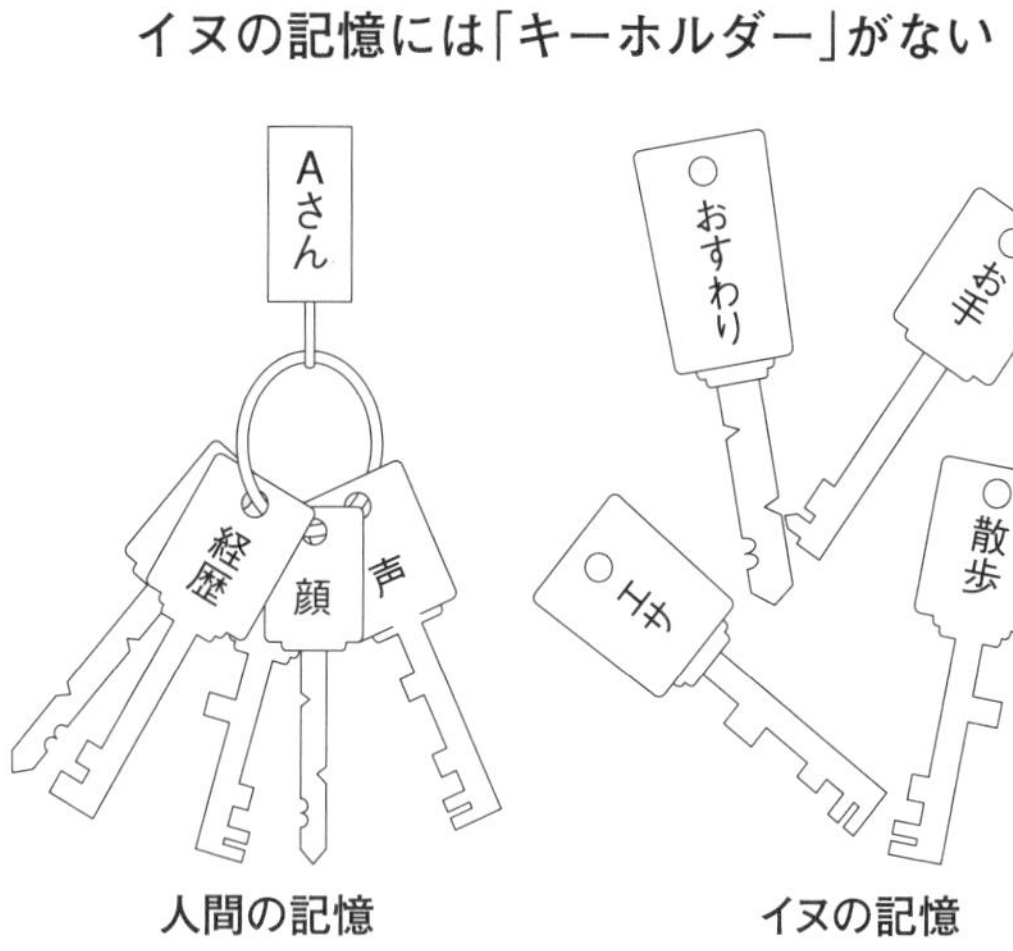

イヌの記憶と人間の記憶は、どう違うか

前に、知的緊張とか言語の緊張関係とかの言葉を出しておいた。

これは人類という言語を持つ動物だけに見られる現象である。

たとえば、イヌにだって脳はあり、その中にはニューロンもある。しかし、イヌの記憶には緊張関係がない。ここが人間との大きな違いである。

たとえば、イヌに「お手」と「おすわり」という命令を教え込むことはできるだろう。

しかし、そのイヌの脳の中では「お手」と「おすわり」との間に緊張関係がない。

私はイヌにどれだけの命令をしこむこと

ができるかは知らないが、仮に一〇〇〇個の命令を教え込んだとしても、イヌが人間の言語体系をマスターするということはない。それは、結局、イヌがそれらの情報をひとつのコロニーとして記憶することがないからだ。

私は、こういう情報のことを「並立情報」と呼び、これに対して人間のような記憶のやり方を「キーホルダー型情報体系」と呼んでいる。

われわれの記憶のやり方は、前にも書いたように関連する情報をひとつのコロニーとしてカテゴリー分けしている。たとえば、Aさんの顔の形、声の質、経歴……こういった情報は、それぞれのニューロンに貯《たくわ》えられて、全体で「Aさん情報」とでも言うべきコロニーにまとめられている。これは言ってみれば、ひとつのキーホルダーに、「顔」「声」「経歴」といったカギがまとめられているようなものだ。

これに対して、イヌの記憶にはカギはたくさんあっても、それをひとまとめにするキーホルダーがない。そこが、イヌと人間との大きな違いである。

脳を鍛錬すると言うとき、このことを考慮に入れないと大きなまちがいをする。

なぜ、私はカゼをひかなくなったのか

私はここ何年もカゼをひかない。昔から大カゼの経験はないが、以前はちょくちょくカゼにやられたものだ。

なぜ、カゼをひかなくなったかというと、それはいわゆる緊張関係のたまもの以外の何ものでもない。気持ちがたるんでいるからカゼに取り憑《つ》かれるのだ、などという受け取り方をされたら、それは見当違いというものだ。

私は科学や医学や哲学に関する情報に興味を持っている。ということは、そのような情報は私の脳のニューロンとの間に緊張関係を作る傾向がある、ということだ。私がカゼをひかなくなったのは、ほかでもない、この緊張関係のおかげだと言えるだろう。たしかに「わざわざ、そんななじみのない表現をするのはキザだ」と言うのは勝手である。私に「医学の本をたくさん読んだから、カゼをひかないのだ」と答えれば、わかりやすいだろう。

しかし、そんな井戸端会議《いどばたかいぎ》的用語を使って話すことじたい、情報に緊張関係を失う原因だと思っている。頭を使い、鍛練していこうと思えば、井戸端会議のような情報だけでやっていこうと考えてはだめなのである。

カゼという病気はウイルス感染症だ。だから、ウイルスの増殖を抑えたり、ウイルス感染細胞をやっつけたりする方法があれば、カゼに勝つことができるわけだ。前者に対してはインターフェロンや高温があり、後者に対しては体の中のナチュラルキラー（NK）細胞がある。インターフェロンを作るのにはビタミンCがなくてはならず、NK細胞はストレスによって殺され、インターフェロンで賦活《ふかつ》される——これだけの情報があれば、やたらにカゼをひく必然性はなくなる。

「ずいぶんややこしい話になった」と読者は思うかもしれない。井戸端会議用語のリストにない言葉が出て来たからだ。

だがしかし、私がカゼをひかないのはここに記したような知識があってのことだ。嫌味に聞こえるかもしれないが、イヌがカゼをひかないのとは全然違う。私はこれらの知識を書物から得ている。その書物は井戸端会議用語では書かれていなかった。小説でもマンガでもないということだ。

堅苦しい本はごめんだという人、学術用語をふりまわす理屈っぽい話は嫌いだという人、カゼをひいたら医者にかけつける人などは、カゼと縁が切れないことになる、とだけ言っておく。

頭のいい情報整理法

人間社会に緊張関係はつきもののようだ。議員は、カネ蔓《づる》と緊張関係を持ちたがる。会社では上司と部下との間に、そして同僚相互の間に、学校では教師と生徒との間に、そして教師どうし、生徒どうしの間にも緊張関係がある。教師と生徒との間の緊張関係が弱すぎると、生徒どうしの緊張関係が強まって、いじめになったりする。

脳のニューロンを取り巻く風景も、これに似ている。さきほどのカゼにまつわる堅苦しい情報を、命題の形にして並べてみよう。

①カゼはウイルス感染症である。
②インターフェロンはウイルス増殖を抑制する。
③ウイルスは低温を好む。
④NK細胞はウイルス感染細胞を殺す。
⑤インターフェロン合成にはビタミンCが関与する。
⑥インターフェロンはNK細胞を賦活する。
⑦インターフェロンは糖タンパクである。

⑧NK細胞の主成分はタンパク質である。
⑨ストレスはNK細胞を殺す。

⑦⑧は追加分である。それを眺めてすぐに気がつくことは、どれもが井戸端会議用語で構成されていない点だ。真理は井戸端会議用語では語れないのである。

①②も③も、ウイルスという単語を共通に持っている。もし、この三つの命題がそれぞれ一個のニューロンに納まっているのなら、これらのニューロンは、いわば共通のキーワードを持つことによって、緊張関係にあることになる。つまり、ひとつのニューロンが発火（興奮）すれば他方が励起（刺激）されることを意味する。このふたつのニューロンは孤立しているのではないから、情報が並立していないことになる。それは、さっきの言い方をすれば、キーホルダーによってリンクしているということだ。

一般にふたつの情報が緊張関係にあるとき、それはリンクすることができる。⑤⑥と⑦は共通語としてインターフェロンがあることによって緊張関係にある。

したがって、この間にもリンクが成立する。同様に、⑧と⑨も相互にリンクすることができる。⑥と⑨との関係についても、同じようなことが言えることはおわかりだろう。

ここにひとつの問題が起きた。命題が緊張関係を現わすとしてはみたが、緊張関係を持つのは、①と②の例で言えばウイルスという単語であって、命題ではない。

この事実は、ひとつの命題がひとつのニューロンに納まるのではなく、この場合、ひとつの命題はふたつの単語に分割されて、それぞれがひとつのニューロンに収納されると考えたほうが、現実とうまく対応することを示唆しているのではないか。

それはさておき、カゼをめぐる命題から単語を取り出して、それらの関係を示す図（247ページの上の図）を描いてみた。すると、網目構造ができた。緊張関係を示すリンクがネットワークを作ったのである。このような情報体系に対して私は「ネットワーク型情報体系」という名称を与えることにしている。

小児やイヌならともかく、私は成人の脳は単語のネットワークによって動いているとみたい。そうでなければ、①から⑨までの命題から「カゼにはビタミンCが効く」という結論は、けっして出て来ないことだろう。

ガンの予防にもビタミンCが効く

さらに、こういった情報ネットワークが、あとになって呼び起こされるとき、どんなことが起きるのかも考えてみたい。

今説明したことを紙の上に描けば、247ページの上の図のようになる。だがそれを現実の脳で見たとすれば、それは三次元に拡がっている。それを、この図では二次元に展開しているわけだ。

紙面上に展開された情報価値構造の図で、たとえば「カゼ」という単語が意識にのぼったとしよう。そのとき「カゼ」は紙面から浮き上がる。紙面からの高さが価値の大きさを表わすと考えれば、実感しやすいはずだ。

「カゼ」が浮き上がれば、それとリンクする「ウイルス」なる単語が持ち上げられるだろう。ここでカゼとウイルスとの関連性が意識されるということだ。さらに「ウイルス」が浮き上がれば、「NK細胞」や「インターフェロン」や「温度」が持ち上がる。山地の風景ができあがることになる。それが、247ページの下の図である。

この山地風景に現われた稜線は、コンピュータで言う「論理回路」に相当するだろう。この論理回路は、問題意識の消滅とともに消滅する。山地風景は平野風景に戻るわけだ。

情報価値構造のネットワークは、魚網に似たところがある。魚網が魚を捕らえるのと同様に、情報のネットは新しい情報を捕らえる。しかもそれをネットに組み込む。情報価値

カゼをひかないための情報体系

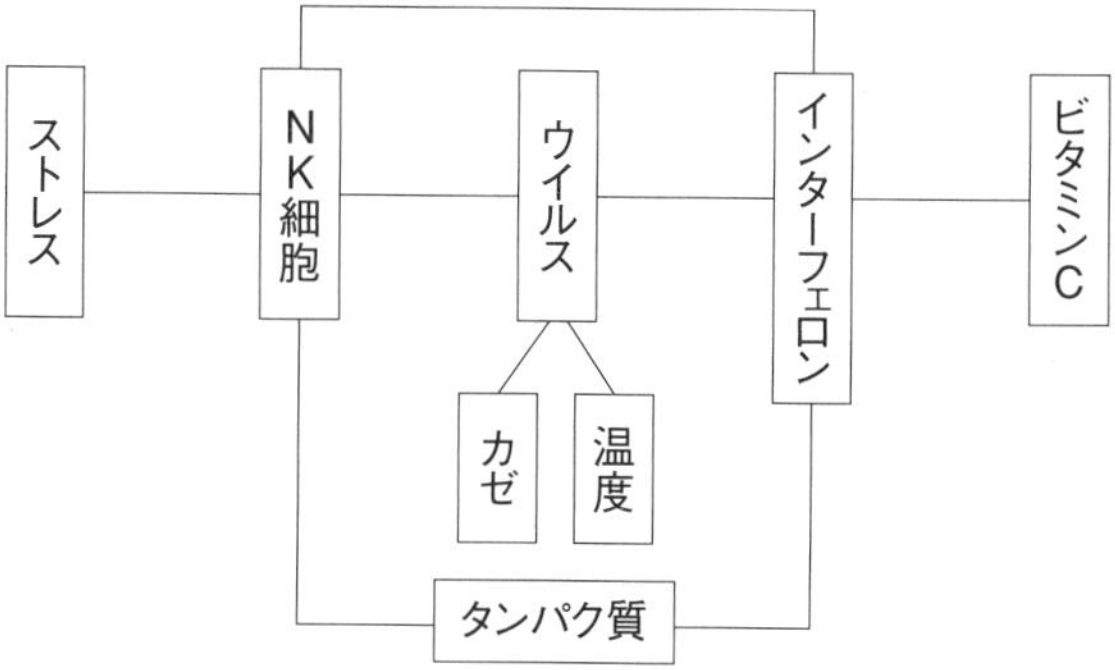

単語「カゼ」を意識したときにできる情報の山脈

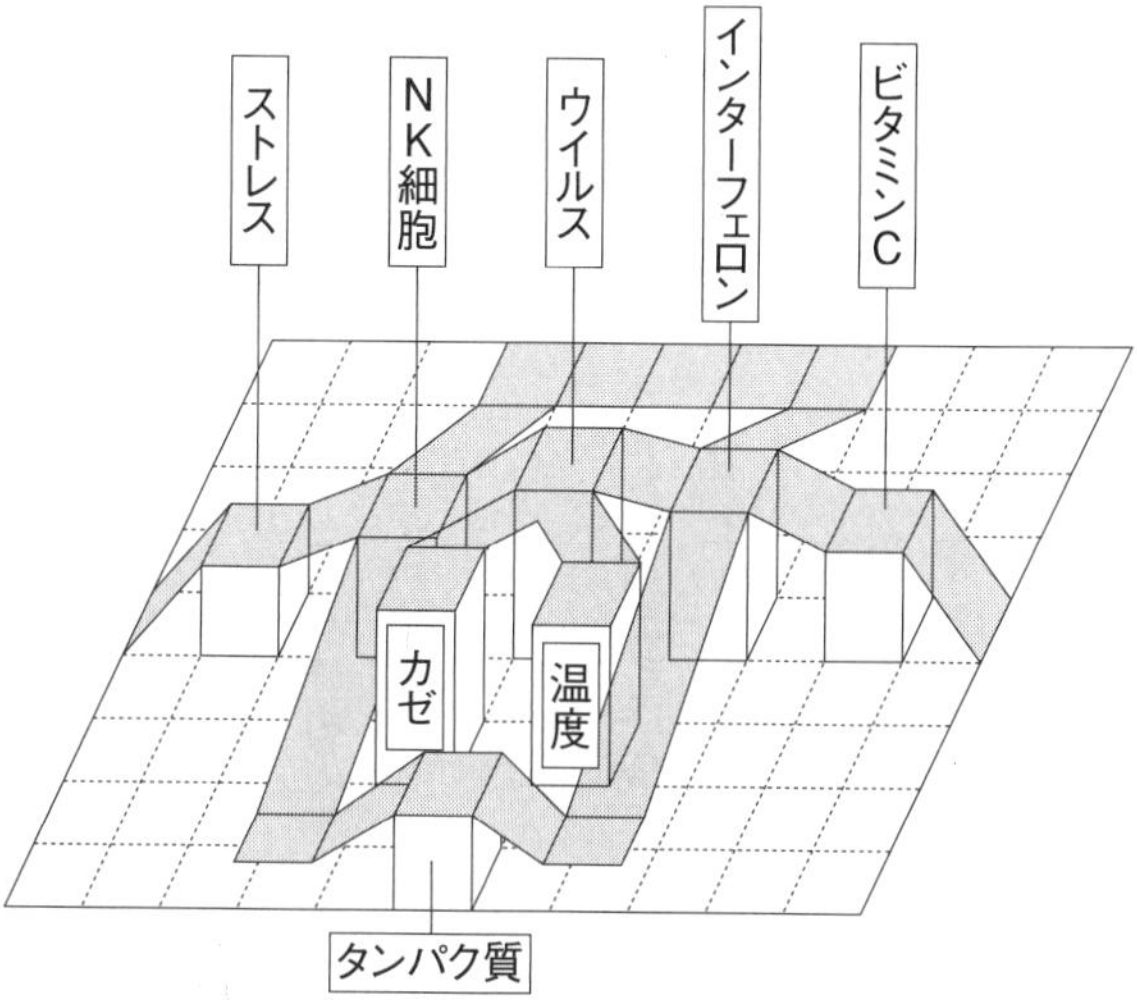

構造はそれによって、より精緻《せいち》になる。網の目が細かくなる。これは情報価値構造の成長の性格を持っている。

そこで、読者の情報価値構造が成長できるように、ここで新しい情報をお教えしよう。

「NK細胞はウイルス感染細胞ばかりでなく、ガン細胞をも殺す」

どうだろう、読者の頭の中に「ガンの予防にもビタミンCが効く」という命題が浮き上がってくれれば、それは読者の情報ネットが成長した証拠になる。

脳の鍛練は会話から始まる

本書で言うところの脳は、言語を操《あやつ》る脳である。だから、言葉を使うとき、必ず大脳新皮質は働いている。それなら、何をしゃべるのも脳のトレーニングになるかというと、そんなことはない。

井戸端会議では、脳のトレーニングにはならぬ。そこには、情報の緊張関係がない。よって私の言う情報価値構造も成長しない。しかし、これが討論の形になれば脳の鍛練になる可能性が出てくる。討論にはテーマがなくてはならぬ。学校のいじめの問題でもよし、地震対策でもよし、憲法第九条でもよし、電磁波公害問題でもよし、である。

ここに並べたものを眺めて気のつくことは、自然科学のテーマのほうが手ごわいことだろう。それは、知識が要求されるからである。しかも、その知識を表現するのには用語がいる。学術用語のないところに科学の情報はなく、科学知識のないところに科学上の問題についての討論はありえない。討論のつもりが討論にならなければ、それは脳の鍛練にはなりえないのだ。

具体例を挙げてみよう。超高圧の送電線を地下に埋設することへの恐怖、リニアモーターカーが発する強い磁界への恐怖、野放しの電波氾濫《でんぱはんらん》による環境悪化など、電力利用の増大はさまざまな問題を提起している。一般の人たちの間でも、このような問題についての討論が必要だろう。

その趣旨《しゅし》はけっこうである。しかし、電気や磁気についての基本的知識を欠いては、すべてがナンセンスにならないとも限らない。学術用語を用いての討論でなければ、緊張関係も望めない。

電波と言われるものの実体が電磁波であること、電磁波が生体に対して傷害作用を現わすのは周波数がきわめて大きい場合に限られること、磁界が作用を及ぼす対象物は、磁石でなければ運動する電荷であることなど、最低限、高校程度の共通理解がなくては討論は成立せず、真理に近づく可能性は見出されない。なんらかの結論が出たとしても説得力はありえないことになる。

そうやって考えてみると、討論によって脳をトレーニングしようと思えば、そのメンバーが十分な知識を持っていなければならないということがわかるだろう。読者ひとりが勉強して知っていても、それでは討論にはならない。

脳の鍛練として、もっとも手っ取り早いものは読書である。

情報価値構造を強調する本書の立場からすれば、対象となる本は科学書でなければならない。十九世紀ならいざ知らず、今日に通用する価値のある頭は、科学書を読むことなしには作れないと考えるべきである。科学書の中に出てくる単語には、緊張関係がある。

活字離れということがよく言われる。それは現代の風潮だ。現象としては、知的緊張からの逃避と言うほかない。活字には知的緊張を喚起《かんき》する効果がある。マルチメディアの時代だが、活字以外のメディアは微力にすぎる。それを忘れたら文化は衰退するだろう。

侵略戦争の認識、その責任問題、慰安婦《いあんふ》問題、選挙権の放棄、政治の状況など、日本文化のマイナスの露呈《ろてい》の一から十までが、不勉強のツケなのではないか。一言で言えば哲学の不在である。

新聞も読み方ひとつで脳の鍛練になる

阪神大震災から一ヵ月後、その関連記事が新聞を賑わせていた一九九五年二月十七日の毎日新聞の夕刊に、「山陽新幹線――高架橋《こうかきょう》共振状態に」というタイトルの記事が掲載された。その左に、「横揺れ重力の二倍以上」とサブタイトルがついている。

この中の「共振」と「重力」とは物理用語であって、多くの用語と容易に緊張関係を作りうる。このような記事を読むことが脳の鍛練になる、ということだ。

重力はむろん「力」である。力は加速度と緊張関係にある。力は加速度に比例するからだ。そこで、重力は二倍ということは、加速度が二倍ということになる。横揺れとあるから、その加速度は水平方向に働いたということである。そのために、高架橋は重力の二倍の水平方向の力を受け、水平方向に振動した。

高架橋の地震による水平方向の振動数は、毎秒二～二・五ヘルツとある。一秒間に二回～二回半の往復をしたということだ。ヘルツは学術用語であって、すべての振動や波動を表現する用語と緊張関係を持っている。

記事によれば、この地震による振動の周期が、高架橋の固有振動数とほぼ一致したがために共振が起きて、高架橋の振幅が大きくなり、加速度が大きくなったということである。固有振動数とは、振動体が自由に振動する場合の振動数のことだ。新幹線の構造物の固有振動数は三ヘルツ前後だと書いてある。

高架橋の被害を見ると、橋桁《はしげた》の長いものがやられている。長くなれば固有振動数が小さくなる。つまり、長いものは三ヘルツより小さくなって、二・五とか二・〇とかに近づくから共振した、という説明だ。

ちなみにこのテーマの記事は朝日新聞にも載った。そっちのほうが内容が豊富であって、加速度の数字も詳しく出ている。専門家には向くだろう。

私がこの材料を引合いに出したのは、ここに書いたことはけっして専門家だけのための記事ではない、と思うからである。ここに出てくる話は、中学の理科の簡単な応用にすぎないからだ。

あえて言うならば、ここで私がやったような作業が、脳のトレーニングになる、ということである。

つまり、このようなことが脳の鍛錬の実例だ、と私が考えているということだ。このことから考えると、今、学校教育はいろんな非難をされているけれども、脳の鍛錬のためには、なくてはならない制度なのである。

この記事を読み、考えていく過程で、いくつかのニューロンが励起されたことは確実である。これは、そこに登場したニューロンの終末ボタンのいくつかが大きくなったことを意味する。さらにまた、神経伝達物質の生産があり、おそらくはミトコンドリア数の増加もあった、と私は想像する。

それらはまさに、脳の鍛練のあったことを証明するものだ。ささやかな新聞記事も、読み手の態度によっては、脳のトレーニングのためのいい機会になるのである。

新聞を読んでも単行本を読んでも、その本の性格によっては脳の鍛練になる。その本が科学用語を駆使したものでなければならないと言ったら、読者は私が科学者だから、「贔《ひい》屓《き》の引き倒し」と思うだろうか。

私は、知性脳の本領はウィトゲンシュタインの言う「世界」の拡張にしかないと思っている。だからこそ、明確な言語によって語られている科学の本をすすめるのである。

言葉は、自分でその意味をきめて使え

二十世紀後半の流行語のひとつに「パラダイム」というのがある。これは、元来は文法用語なのだが、科学史家トーマス・クーン（一九九六年死去）が、これに新しい意味を与

えた。

実存哲学者ジャン＝ポール・サルトルは、「言葉というものは、自分でその意味をきめて使うものだ」と言った。クーンはそれをやったわけだ。私がそれをしきりにやっていることは、ここまで読んだ人ならおわかりだろう。

クーンはパラダイムという言葉に、「考え方の枠組」という意味を与えた。前に紹介したアリゾナで催された「意識の科学的基礎」の会場ではパラダイムという言葉が、あっちからもこっちからも聞こえてきたそうだ。

二十世紀後半の会であれば、こうでなくては話になるまい。これは井戸端会議ではないのだから……。

学問という言葉の英語は、サイエンスである。日本語で学問と呼ばれるものは、特定の領域に集積された情報群を指している。妖怪学《ようかいがく》、歴史学、音楽学などの実体を見ればわかることだ。ここに並べたような学問では、論理の展開によって新しい情報を生み出すような作業は困難である。それを強行すれば、哲学に変貌せざるをえなくなるだろう。

「考える」のは脳の仕事だ。この仕事の原始的な形は「選択」である。今晩のおかずを何にしようかと「考える」のが、この例である。

しかし、本当の意味で「考える」というのは、選択ではなくて論理過程のことである。論理とは、きちんと定義された言葉を、緊張関係をたどって繋いでいくことだ。それは、情報価値構造上に現われた稜線をたどることになる。

これに対して「選択」は一般に、「どっちが有利か」という基準にしたがって行なわれる。株でも食料でも、買物について考えるということは、選択にすぎないのである。このような場合には、パラダイムなどという言葉は無用である。

論理的に「考える」とき、そこにパラダイムを見ることができる。勝手ながら、私の分子栄養学を例に採らせてもらう。

はじめに仮説ありき

周知のことと思うが、二十世紀の半ばまで、生物学にはパラダイムはなかった。極端に言えば、イヌの記憶と同じ「並立情報」の学問であった。それがリンク情報の学問になったのは一九五三年に、ワトソンとクリックの両人によってである。つまり、「科学」に昇格したのだ。リンネ以来の動植物分類学は過去のものとなってしまった。

ワトソン、クリックが樹立した分子生物学は、生命についてのすべての問題について考えようとするとき、その考え方の枠組みを与えてくれる。

栄養というものが生命の養《やしな》いであるとすれば、栄養について何かを考える場合、そのパラダイムは、分子生物学のそれでなくてはならないはずだ。

すでに想像のつくことだろうが、分子栄養学のパラダイムが、そっくりそのまま分子生物学のパラダイムにはならない。分子生物学では、生命の実体である化学反応を、そこに登場する材料がすべて完全に揃った状態、すなわち理想的状態においてのみ考える。

しかし人間の日常において、そのような理想的条件がつねに与えられているはずはない、というのが分子栄養学の大前提として置かれている。分子栄養学のパラダイムは、分子生物学のパラダイムに流動性を与えた、ということになるだろう。

たとえば分子生物学において、酵素はつねに完璧な立体形をとるとされる。しかし、私は「現実には酵素の異形は、珍しくない現象だろう」と考える。これは私の仮説にはちがいない。しかし、その仮説を抜きにしてはビタミンの必要量の個体差の説明が不可能になる、というのが分子栄養学の立場である。

鍛練しなければ「サルゆずりの脳」になる

哲学という学問がある。人間や世界について、各自が独特の方法で考究する学問が哲学である。自然科学が自然界を支配する法則を実証的に捉えようとするのに対し、哲学は人間界や世界に対する主観的な見方を確立しようとする。

自然科学がひとつの法則を見つけようとするのに対し、哲学はいくつもの見方を許容するが、論理を貫徹する点は同じである。その意味において両者は学問の双壁となり両輪となっている。科学不在も哲学不在も困るのだ。その好例を見せたのが、オウム真理教の行動ではなかったか。

科学書や哲学書を読もう。それが大脳新皮質を鍛える最高の方法だ。

鍛練を怠《おこた》った脳は、「利害の選択」を任務とする。これを「サルゆずりの脳」と言ったのは、ビタミンCの発見者でノーベル賞を受賞した、ハンガリーのセント・ジェルジであった。

念のために記すが、鍛練されていない脳、つまり理科離れの脳には、利害の判断はできても真偽の判断はできない。真を語るものは自然科学のみなのだ。

真偽の判別のできない脳は、容易にニセモノに引っかかる。「こうすれば頭がよくなる」

のたぐいの話はいくらもあるが、よくなった頭はそれを否定するだろう。否定しなければ、その頭はよくなっていないのだ。

はたして、心はできそこないの百科事典か

これまでに、われわれは脳の微細構造について若干の知識を得た。脳の機能の担い手はニューロンであって、ニューロン以外のものではない。そして、情報の固定はニューロンにおいて行なわれる。

では、心はどこにあるのか、という新たな問題が現出する。昔は、それが心臓にあると考えられていた。英語でも心はハート、心臓もハートである。

現代人の大部分は、心が脳にあると思っているのだろう。だが、脳と言えばニューロンのことだ。そこで結局、心はニューロンにある、と考えないわけにいかない。

だが、どれかひとつのニューロンに心がある、などと考えるのはおかしすぎる。それでは、心はニューロン全体にあるのか。ニューロンは情報を固定していて、必要に応じてそれを発信するものなのだから、ニューロン全体ということは情報全体ということになるだろう。

それでは、心とは持ち合わせの情報のトータルということか。もしもそうだとすれば、心とは、できそこないの百科事典のようなものになってしまう。

心には、その心の持ち主を動かすだけの力がある。そのとき、その人の持っている全情報が背後で糸を引いているのだろう。

われわれは心について語ることができる。心の動きについても、それは可能である。しかも、語るという作業は言語なしには不可能だ。そこでは多くのニューロンの活動がある。心はニューロンによって表現される。今日、その全容はあきらかにはなっていないが、心とは何かという問題を解くカギは、じつはこのあたりに潜んでいるのだろうと、私は考えている。

脳から見た「経験」の重要性

すべての生物に与えられた至上命令は、個体の保存と種の保存とのふたつである。睡眠・生殖・栄養摂取などの生命脳が司《つかさど》る本能的な行動は、すべてこの「命令」を実現させるように機能するはずだと私は考える。安全で快適な環境にいれば、動物は仲間を殺すこともなく自殺することもないだろう。

だが、ひとたび個体の保存・種の保存のどちらかいっぽうでも脅《おびや》かされたとき、生物は仲間を殺すこともありうるし、自殺することもあると考えられる。

それが個体の保存のため、あるいは種の保存のために必要であるならば、他殺も自殺も「善」になるのである。この論理は知性脳も情動脳も持たない下等動物において、とくにストレートに当てはまるだろう。

オーストリアの動物行動学者であるコンラート・ローレンツによると、群れをなして飛ぶトリが外敵に襲われると、一羽が負傷したふりをして隊列を離れ、犠牲になって群れを守ることがあるという。

先験的《せんけんてき》という言葉がある。経験に先立つという意味だ。生物は他殺や自殺が悪であることを先験的に心得ている。それは個体の保存・種の保存という至上命令に背《そむ》く行為であるからだ。だが、さきほどのトリのように種の保存が脅かされた場合、種を守るための自殺的な行為は善ということになる。

人間のように発達した知性脳を持つものから見れば、囮《おとり》となったトリの行為はたいへん勇敢で、美しい自己犠牲のように見えるかもしれない。だが、あくまでもそれは生命脳にはじめからインプットされていた本能的な行動にすぎないのだ。だからその意味で、生命脳を「先験脳」と呼ぶことができると私は考える。

このように、生命脳は生まれたときからその機能が発揮できるよう、完成されている脳である。ハードウエアもソフトウエアも、もとから受精卵のDNAに用意されているコンピュータのようなものだと言っていい。たとえばミツバチが精緻な巣を作れるのも、その記憶がDNAにあって、親から子に伝えられたのだとしか考えられないではないか。

生命脳よりも進化した情動脳はどうだろうか。私は、こちらも生命脳と同じ先験脳であると考えている。つまり、情動脳が後天的経験によって獲得される性質のものではないということだ。なぜなら、情動脳のニューロンは、言語を固定しないからだ。この脳のニューロンは、外界の音や光の刺激によって興奮する性質のものだろう。

ただ、同じ先験脳といっても、より進化した高級な脳のほうが低級な脳を支配するものであるから、情動脳は生命脳の上位脳ということになる。そしてその情動脳の上位脳となるものが、もっとも進化した知性脳である。

このような脳の発展の中では、人間を特徴づける知性脳は「経験脳」ということになる。経験脳としての知性脳、つまり新皮質は、性能は抜群だが生まれた時点ではソフトウエアはゼロである。

つまり、経験脳はいっさいの先験をシャットアウトして、経験の上にのみ構築される。しかもこれは、先験脳の発現をコントロールする装置として、もっとも上位に置かれているわけだ。つまり、私たち人間にとっては殺人すら、法律という知性脳の定めたものによって、悪と評価されるものだということである。

どの生物も、それが持っているもっとも上位の脳の命令によって行動する。つまり、第一章で述べたように、生命脳だけのワニは生命脳の、その上位脳としての情動脳を得たウマは情動脳の、そして私たち人間は経験脳である知性脳の支配を受けているのだ。

要するに、私たち人間は、ローレンツのトリの自己犠牲とはまったく違う目的、つまり己《おのれ》の美学や理想といったもののために死を選んだり、ときには知性が正義と判断したもののために戦争を起こしたりするということだ。何を経験し、学び、どんな情報をニューロンにインプットしたかということが、人間の行動を決定するのである。

倫理学においては、倫理の観念とは義務から生じるものなのか、価値判断から生じるものなのかのふたつの説が存在する。この義務倫理説と価値倫理説との論争は数世紀も続いていて、いまだに決着しないそうだ。だが、私はそのどちらの立場にも賛成しない。倫理は義務でもなく価値でもなく、経験脳のなせる業《わざ》とするのが本書の立場である。

心はホルモンが作る⁉

「経験脳」としての知性脳と、「先験脳」としての情動脳との間には大きなギャップがある。それは、知性脳は言語と深く結びついているのに、情動脳のニューロンは言語を固定していないという点である。

では、この知性脳と情動脳とを結ぶのは何か。

生体恒常性《せいたいこうじょうせい》と邦訳されている「ホメオスタシス」の概念を発案したアメリカのウォルター・キャノンは、ネコの実験でおもしろい現象を発見している。

彼は「ノルアドレナリン」という神経伝達物質を指して「哺乳類にとって、もっとも重要なホルモン」とする。そして、これとアドレナリンとの量の比を「アドレナリン比」とした。

大雑把な見方だが、ノルアドレナリンは「怒りのホルモン」、アドレナリンは「不安のホルモン」とされている。

ネコは敵に出会うと、襲いかかるか逃げ出すかの選択をする。ノルアドレナリンがアドレナリンより多ければ前者、少なければ後者だというのがキャノンの報告だった。

ネコの情動脳は、敵の観察による情報を運動神経の中枢に送って、プラス物質つまり興奮性神経伝達物質と、マイナス物質つまり抑制性神経伝達物質との大小のかねあいから、敵に向かうか、敵から逃げるかの選択をするのだろう。

ニューロンに対して、ノルアドレナリンがプラス物質になり、アドレナリンがマイナス物質になるというようなことがあるのかどうか、そこまで立ち入ることは今は無理だが、ともかくキャノンの研究ではそういうことになる。

ネコはさておいて、人間の場合を考えてみると、迎撃と逃走の選択の中で多くの言葉が動員されることを、われわれは経験的に知っている。

この事実を、このキャノンの報告と重ね合わせると、情動脳がセンサーから受けた刺激が新皮質のかなり広い部分にまで波及したのではないかという見方ができるだろう。情動脳の分泌したある種の神経伝達物質が、新皮質の多くのニューロンを刺激したということである。

ここに記した考え方は、心とは何かという問いに対しても、おおいにヒントを与えるのではないだろうか。

つまり、迎撃か逃走かの選択の主体こそが「心」というものではないのだろうか。さきに私は、シナプス荷重の分布風景を心とする提案をしたけれど、それとこれとは、おおいに整合すると考えられる。

つまりヒトにおいて、迎撃か逃走かの選択をする場合にも、そこには特定の言語が用いられて実現したはずである。そこには、もちろん情動脳からの刺激が最初にあったわけだが、その刺激を受けて知性脳が判断を下す際に、ひょっとしたら、そのシナプス荷重の大小が関係していると考えられるのである。

しかも、このシナプス荷重の大小は、ビタミンその他の栄養によって差が出ることは、これまで縷々《るる》述べてきた。

とするなら、人間の心も食生活しだいで変わるということが、近い将来分子栄養学によって証明される日が来るのではないだろうか。

自分で考える生き方のために――あとがきに代えて

現代は、かつてないほどの不確かな時代と言われています。

人は不安なとき、回答を求めてインターネットで検索したり、書物を手に取ったりして、情報を得ようとします。今巷《ちまた》に、哲学ブームや脳ブームと言われる現象が生まれているのは、そのためでしょう。

そのような現代人の問いかけに、本書の著者は、「自分で考えること」と答えます。「手近に転がっている知識やノウハウを詰め込んでも、解決にはならない」と教えます。「われわれはヒトの脳（知性脳）を持っている、それを鍛えよう」と言うのです。

しかし、ヒトの脳は特殊なのか。鍛えるとはどういうことか。まず、その特質を知らなければ、まとはずれどころか、逆効果にもなりかねません。

では、ヒトの脳を正しく理解する手がかりは、どこにあるのでしょう。近年の脳科学は、何をあきらかにしたのでしょうか。

試みに本書のページを繰《く》ってみてください。

記憶のメカニズム、省エネ型の脳、脳ネットワークの構造、脳と肉体の間、言語と心、こだわりや怒り、笑い、生まれつき、会話、睡眠や入浴、テレビの視聴、読書、スポーツ、もの忘れ、などなど。

誰もが日常に経験していて、ふと気になるもの、こと、がちりばめられています。

著者は、いくつもの大学で物理学を講義し、多くの教え子を育て、専門にとらわれない啓蒙書を数多く残しています。

そのなかで「科学とは、物質や事柄の間の関係をつかむことである」とし、「一般市民のなかに科学的思考が浸透したとき、社会はいきいきと動き、人類はあやまりなく未来を目指すだろう」と、語るのがつねでした。

本書も、そのような願いを込めて書かれています。

身近なものごとを切り口にしながら、トップレベルの脳科学情報を駆使し、未知の領域へは大胆な仮説を構築しつつ、真実へ迫っていきます。そこには自分の頭で考え、自分の言葉で語ることの実践があります。このことが、ときを経て価値を失わない本書の魅力になっています。

そして、分子栄養学からの具体的アドバイスにもぬかりはありません。食べることは生命維持の基本です。そして考えること、それは人間として生きる基本であるという、著者の声に耳を傾けていただきたいと願っております。

平成二十二年十月

三石理論研究所所長　半田《はんだ》　節子《さだこ》

●本書の内容についてのお問い合わせは、左記にお願いいたします
株式会社　メグビー　http://www.megv.co.jp
〒102-0072　東京都千代田区飯田橋1-11-2飯田橋MTビル
TEL／〈03〉3265-0314　FAX／〈03〉3265-0319

一〇〇字書評

切り取り線

購買動機（新聞、雑誌名を記入するか、あるいは○をつけてください）	
□（　　　　　　　　　　　　　　　　）の広告を見て	
□（　　　　　　　　　　　　　　　　）の書評を見て	
□ 知人のすすめで	□ タイトルに惹かれて
□ カバーがよかったから	□ 内容が面白そうだから
□ 好きな作家だから	□ 好きな分野の本だから

●最近、最も感銘を受けた作品名をお書きください

●あなたのお好きな作家名をお書きください

●その他、ご要望がありましたらお書きください

住所	〒				
氏名		職業		年齢	
新刊情報等のパソコンメール配信を 希望する・しない	Eメール	※携帯には配信できません			

あなたにお願い

この本の感想を、編集部までお寄せいただけたらありがたく存じます。今後の企画の参考にさせていただきます。Eメールでも結構です。

いただいた「一〇〇字書評」は、新聞・雑誌等に紹介させていただくことがあります。その場合はお礼として特製図書カードを差し上げます。

前ページの原稿用紙に書評をお書きの上、切り取り、左記までお送りください。宛先の住所は不要です。

なお、ご記入いただいたお名前、ご住所等は、書評紹介の事前了解、謝礼のお届けのためだけに利用し、そのほかの目的のために利用することはありません。

〒一〇一-八七〇一
祥伝社黄金文庫編集長　萩原貞臣
☎〇三（三二六五）二〇八四
ohgon@shodensha.co.jp

祥伝社ホームページの「ブックレビュー」からも、書けるようになりました。
www.shodensha.co.jp/bookreview

祥伝社黄金文庫

脳細胞《のうさいぼう》は甦《よみがえ》る　ボケ、老化《ろうか》を防《ふせ》ぐ「脳《のう》の健康法《けんこうほう》」

平成22年10月20日　初版第1刷発行
令和 2 年 4 月 5 日　　　第8刷発行

著　者　三石《みついし》　巌《いわお》
発行者　辻　浩明
発行所　祥伝社《しょうでんしゃ》
〒101－8701
東京都千代田区神田神保町3－3
電話　03（3265）2084（編集部）
電話　03（3265）2081（販売部）
電話　03（3265）3622（業務部）
www.shodensha.co.jp
印刷所　萩原印刷
製本所　ナショナル製本

Printed in Japan　© 2010, Iwao Mitsuishi　ISBN978-4-396-31527-6 C0147

祥伝社黄金文庫

三石　巌
医学常識はウソだらけ
分子生物学が明かす「生命の法則」
玄米は体にいい？　貧血には鉄分が一番？　卵はコレステロールの元に？――すべて、間違いです！

三石　巌
からだの中から健康になる長寿の秘密
95歳が実践した脳、筋肉、骨が甦る「分子栄養学」健康法
からだと素直につき合えば病気にならない――三石流、健康で長生きの秘訣を語る。渡部昇一氏も称賛！

山田陽子
山田光敏
みるみる【おなか】がヤセてきた
2サイズダウンが実現／山田式の奇跡
ポッコリおなかをスッキリさせ、バストもアップする驚異の山田式痩身法！オリジナル「O脚矯正法」も公開。

山田陽子
山田秀紀
みるみる【冷え症】がなおった
冬こそ冷え症退治のチャンスだった！生活習慣をちょっと変えるだけで温かい体に。冷え症克服のバイブル。

光岡知足
腸内クリーニングで10歳若くなる
老化と大腸ガンを防止する善玉菌の驚異
〝腸内善玉菌〟を増やし、腸をきれいにする「腸内クリーニング」。これで健康で若々しいからだが手に入る！

済陽高穂
がんにならない毎日の食習慣
がん患者が急増中なのは先進国で日本だけ。臨床から、食事を変えれば、がんは防げることを実証した！